CÓMO SER EXPERTO EN...

PIERCING Y TATUAJES

También en Body Paint, Escarificaciones, Suspensiones

corporales, Ear Pointing, Implantes, Expansiones...

ADOLFO PÉREZ AGUSTÍ

© Ediciones Masters
© Adolfo Pérez Agustí
Fernán Caballero, 4-1º dcha.
28019 MADRID
http://www.edicionesmasters.com
edicionesmasters@gmail.com
Diseño portada y maquetación: Roberto-Carlos Pérez Rodríguez

:

Aunque está arraigada la creencia de que el cuerpo es algo que tiene que estar controlado por los médicos y que estos son quienes deben autorizar cualquier modificación o tratamiento, esto es algo propio de personas sumisas, con la imagen del hombre perfecto gracias a la ciencia, con sus pensamientos y acciones dirigidas por los científicos. Pero no podemos olvidar que del mismo modo que las personas son libres para efectuar dietas erróneas, hacer gimnasia extenuante o realizarse una aparatosa liposucción por voluntad propia, también podrán modificar su aspecto mediante el piercing o los tatuajes si es su deseo. El problema es que nuevamente son los médicos quienes parecen legislar sobre nuestro cuerpo, presionando a los políticos y legisladores para que aprueben leyes que nos impidan tomar nuestras decisiones, apoyados por muchas personas autodenominadas como "normales". La sumisión a una estética universal es un error de la personalidad, impidiendo que seamos libres para tener el aspecto deseado, tanto como debemos ser libres para pensar, fuera incluso de eso que se llama "sentido común".

Cuando la profesión médica empieza a criticar e intenta controlar las nuevas opciones, al principio parece que están velando por nosotros, pero más tarde aparece la verdad: solamente quieren ser ellos quienes efectúen las nuevas modas que hasta ayer criticaban por estúpidas. Avalados por criterios científicos de sospechosa objetividad y asustando a la población que hasta entonces no les necesitaba, cuando el mercado económico aumenta se dedican a efectuar sin pudor estas técnicas con unos precios, por supuesto, muy superiores. Si tenemos en cuenta que esto ya lo hicieron antes con las medicinas alternativas (homeo-patía, acupuntura, fitoterapia), prácticas que ridiculizaron hasta que el número de usuarios creció exponencialmente, no nos debe extrañar que ahora quieran introducir estas terapias estéticas en sus nutridas consultas. Si nos descuidamos pronto lograrán su objetivo: el monopolio y el dinero. Además, se reservan el dere-cho de definir las reglas de lo que es correcto estéticamente, y se toman la libertad de considerarnos a todos por igual, casi como ovejas de un gran rebaño. Nuestra opción de ser libres y en nin-gún momento tutelados, puede que esté de nuevo en peligro.

Capítulo I
Piercing

Introducción

¿En dónde podemos enclavar el piercing? ¿Es un arte, una forma de expresión, una acentuación de la personalidad o, simplemente, una rebeldía a las formas sociales? Si lo catalogamos como arte, deberemos considerar a quienes lo trabajan como artistas, quizá al mismo nivel que un escultor. Sin embargo, es difícil considerarlo como tal, pues entonces cualquiera que se dedique a embellecer el cuerpo, sea un peluquero o un modisto, también entraría en esa categoría.

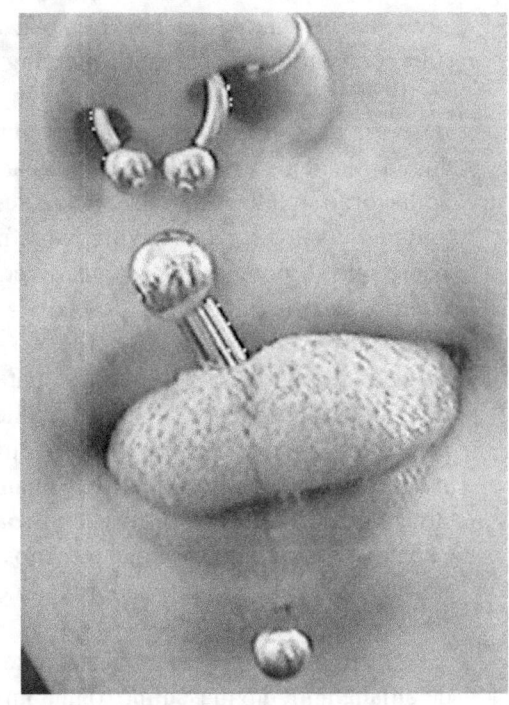

Plantearemos mejor la interrogante desde este prisma: cuando un pintor pinta un cuadro indudablemente ha creado una obra artística, incluso aunque no lo venda, pero cuando este cuadro es colgado en el salón de un hogar el comprador ha intentado resaltar su personalidad. Si ha encontrado belleza en esta obra es porque se identifica con ella, con sus colores y formas, por lo que intenta que sea también una forma de expresión. Si lo representado es un paisaje querrá demostrar su interés por la naturaleza, del mismo modo que quien compra un desnudo indudablemente es alguien para quien el sexo es parte vital en su vida.

ANTECEDENTES HISTÓRICOS

La palabra piercing proviene de *pierce*, que quiere decir *perforar*, pero para matizar mejor habría que decir *body piercing*, pues sin un cuerpo no hay piercing como fenómeno urbano. Tampoco podríamos hablar de piercing sin que exista un elemento decorativo unido a la perforación y, al mismo tiempo, un deseo de modificar estéticamente nuestro cuerpo. Indudablemente esta costumbre no nació ahora, pues agujerearse las orejas para colgar allí pendientes es una costumbre arraigada en la mayoría de las culturas. África siempre fue un continente que se popularizó por sus diversas formas de taladrar el cuerpo, sea en las orejas o los labios, pero muy posiblemente todo empezó en la India hace miles de años, con personas que se colocaban fragmentos de diversos materiales, entre ellos pequeños trozos de huesos de animales. Pudiera ser que entonces solamente buscaran defenderse de los conjuros o malos espíritus, del mismo modo que el Imperio Romano marcaba con adornos diversos a sus esclavos. Ambas civilizaciones no buscaban romper moldes estéticos, ni mucho menos demostrar rebeldía a las normas sociales, sino que su único fin era, llamémosle así, práctico.

Y para los varones que piensan que el piercing es una forma de amaneramiento masculino, o una imitación de aquello que las mujeres efectúan ya ancestralmente, les debemos recordar que desde el siglo XIV la moda fue adaptaba nada menos que por piratas y bucaneros. En este caso buscaban igualmente ser protegidos por los dioses, aunque suponía también una seña de identidad muy clara y personal. Los piratas usaban unas argollas muy similares a las que se usan hoy, pero bastante más gruesas y el material podía variar entre plata u oro, siendo el lugar elegido el lóbulo de la oreja.

Los cíngaros, también conocidos erróneamente como gitanos, es un pueblo rumano proveniente de la etnia Kaale (*Caló*) que se asentó primero en Finlandia en el siglo XVI. Eran gentes de gran coraje que se enrolaron en el ejército sueco luchando en la Guerra de los 30 años. Ellos pudieron ser, junto con los piratas, quienes diseminaron la costumbre de los varones para llevar joyas y pendientes, incluso en la nariz, por lo que podríamos considerar a ambos como los pioneros europeos en el arte del piercing.

Pero hoy la joyería para el cuerpo se ha transformado en todo un arte, desde su fabricación hasta la colocación de la misma. Ciertos materiales, como el acero quirúrgico o el titanio han desplazado a los metales nobles, especialmente a la plata, poco adecuada pues su aspecto se deteriora rápidamente al contacto con la piel. Hace apenas una década, el uso de la joyería corporal no tenía el auge e impacto que ha alcanzado en nuestros días, pero ahora parece suponer un mercado impredecible hace algunos años. Al igual que con un collar, el piercing debe estar diseñado entre el creador y el receptor, casi como un traje a medida, pues el resultado final debe mejorar el aspecto externo e incluso el comportamiento en sociedad. Tal es así, que para los usuarios el secreto consiste en transformar plenamente a una persona, y no solamente dotarle de una joya. Se trataría, pues, de producir una verdadera metamorfosis mediante la cual el individuo manifieste sus inquietudes, deseos y esperanzas.

Las personas que deciden tatuarse o perforarse con un piercing representan todavía un arte de vanguardia, en donde no existen barreras de edad, sexo, clase social o cultural. Hoy en día

9

se han tatuado y perforado toda clase de personas, pasando por las profesiones más tradicionales hasta las más inusuales.

Se persigue modificar el cuerpo, pero de forma artística, en cierto modo insólita, acompañado por niveles distintos de dolor, pues de no ser así nunca hubiera causado tanto impacto. Escarificaciones, tatuajes, piercing, afilarse las orejas o dividir la lengua en dos partes iguales es ya un nuevo arte, aunque todavía sigue causando mayor repulsa que ponerse silicona en los labios o pechos. El bisturí está presente en ambos sistemas, lo mismo que las agujas y las cánulas, e incluso el uso de antibióticos es casi imprescindible en ambos casos para evitar complicaciones. Y como siempre, los pioneros han sido muy criticados, ya que los errores provocaron no pocos problemas de salud. Pero siempre tiene que haber una primera víctima para que una innovación pueda perfeccionarse, pues solamente aprendemos de los errores. Con la práctica se encuentran soluciones y quienes se aprovechan de ello son los que llegan después, con el camino allanado y bien señalizado.

Las leyes siempre van después de la sociedad, eso ya lo sabemos, pero son mucho más rigurosas cuando hay alguien que gana dinero con las nuevas modas, comenzando entonces una lucha por decir quién debe efectuar estas manipulaciones corporales. Al principio, nadie relacionado con el mundo de la sanidad mostraba interés en estas prácticas, y sus comentarios eran tan despectivos y burlones que no les vaticinaban ningún futuro. Pero el interés del público aumentó y con ello el dinero generado por esta nueva moda, comenzando entonces a oírse voces pidiendo una regularización, e incluso exigiendo que fueran los profesionales de la medicina quienes se encargaran de su práctica. Los mismos que hacía poco se habían reído, exigían ahora ser ellos quienes ejercieran esta "digna" profesión.

Y si el piercing ha suscitado no pocas controversias ¿qué podemos decir de las suspensiones? Hace poco leímos: *"Cuando vi suspensiones por primera vez... quedé bastante aturdida al ver personas que podían encontrar felicidad con ganchos clavados en la piel. Lo vi muy impresionante, aunque me acordaba que ciertos pueblos primitivos buscaban su elevación espiritual a través de sus ritos y con rituales corporales como las suspensiones, los piercing, los tatuajes, etc.* Entonces, a la vez que me impresionaba, con miedo de que los ganchos rasgasen la piel, siempre tuve muchas ganas de tener ese tipo de elevación mental que pueblos sabios como los Sadhus y los indios Sioux tenían. El dolor cuando es esperado, puede ser transformado en cualquier otra cosa que no sea dolor."

Luego se refiere a su propia experiencia de elevación, del siguiente modo: *"La suspensión en sí fue sorprendente, el cuerpo y la mente parece que se distancian a medida en que se siente el peso del cuerpo. La cabeza no entiende bien; se puede optar por la impresión de los ganchos y las otras sensaciones corporales (las manos transpiran, la visión puede turbarse, hay un intenso malestar inicial), como también puedes concentrarte en el estado alterado de la conciencia y buscar una forma más de sentir esa situación, descubrir cómo todo es pequeño ante ese auto-conocimiento y felicidad".*

Y concluye su comentario así: *"Habiendo luchado contra mentalidades y lugares comunes, el piercing y las suspensiones me han ayudado a expresar mi personalidad".*

PSICOLOGÍA DEL USUARIO

Podemos hacer un paralelismo, sin buscar un análisis de la personalidad, de cómo es quien decide realizar esta práctica bajo una estructura en particular, buscando una etiqueta peyorativa como neurosis, masoquismo o perversión. Indudablemente, si lo hiciéramos así sería señal inequívoca de nuestra ignorancia. Y es que este "arte del cuerpo"" revela en un individuo la necesidad de diferenciarse de sus semejantes produciendo marcas en su cuerpo, para ganar el reconocimiento y la estima frente al prójimo, aunque también podría estar tratando de ocultar fallos en la constitución de su cuerpo o de su yo. Sin embargo, ¿no es la personalidad una característica perseguida por todos?

11

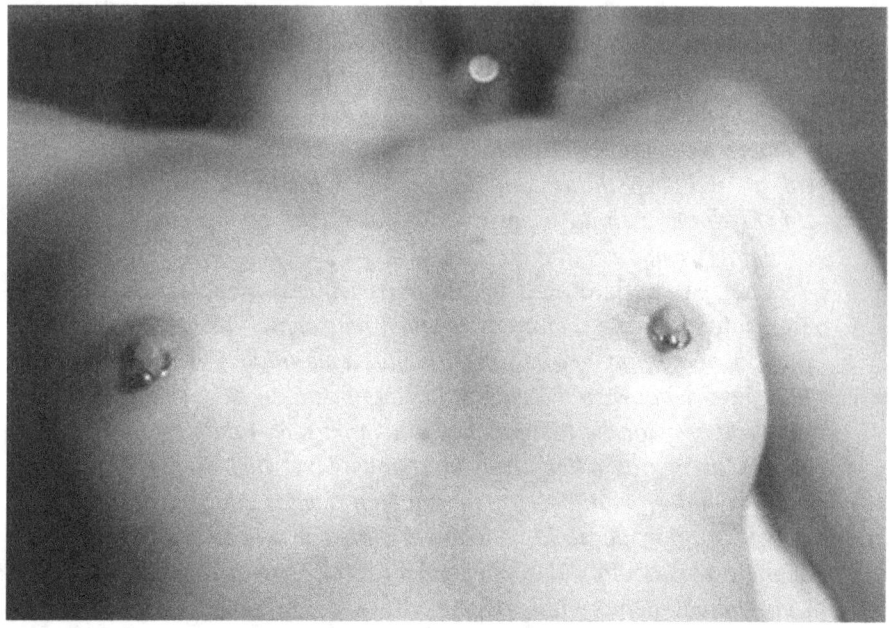

Un intento para analizar la mente de estas personas puede estar basado en lo siguiente: Si le ponemos la etiqueta de neurosis a la mente del individuo que lleva un piercing estaríamos considerando que tiene un padecimiento mental, a causa del cual su cuerpo debe ser perforado en las distintas zonas, según el caso particular de cada histeria. Vamos, como cuando alguien se flagela por motivos de arrepentimiento religioso. Un cuerpo así torturado (¿) por uno o varios piercing infantiles, con florecitas, corazoncitos, animalitos, etc., nos daría una pista equivocada de un intento de seducción y a su vez un deseo de atraer desesperadamente la atención, de completarse siempre de un modo fallido e insatisfactorio. Sin embargo, inmediatamente encontramos esta práctica muy similar al embellecimiento corporal mediante pendientes, pulseras, gorros, gafas, vestimenta y mil cosas más, en las cuales no podemos olvidar los perfumes y cosméticos de uso habitual. Así que si consideramos la moda de las perforaciones del cuerpo como algo irracional, ¿qué hacemos con el resto de los adornos?

Pero las costumbres humanas indudablemente derivan en ocasiones a patologías como la neurosis obsesiva, y es justo reconocer que el tema de perforarse, hacerse un agujero en el propio cuerpo, para que luego éste sea llenado por un aro, un pendiente, o un pasador, no es lo mismo que pintarse los labios. En el primero hay cierto dolor físico (pasajero, seamos justos), en el segundo no. Además, debemos contar con el hecho de la irreversibilidad parcial, pues la perforación permanecerá para toda la vida.

Y ahora nos viene a la mente otra cuestión: ¿Es una moda propia de jóvenes o está ya en cualquier edad? Si son los jóvenes sus usuarios habituales podríamos considerarlo como una forma más de rechazar la sobriedad, de destacar, de romper moldes; todo ello dentro de esa fase en la cual los individuos consolidan su personalidad. Esto no nos indica una mentalidad perversa, estructurada a base de renegar de todo lo establecido, sino solamente como una búsqueda de nuevas opciones para que, llegada la madurez, nos podamos diferenciar del resto de las personas.

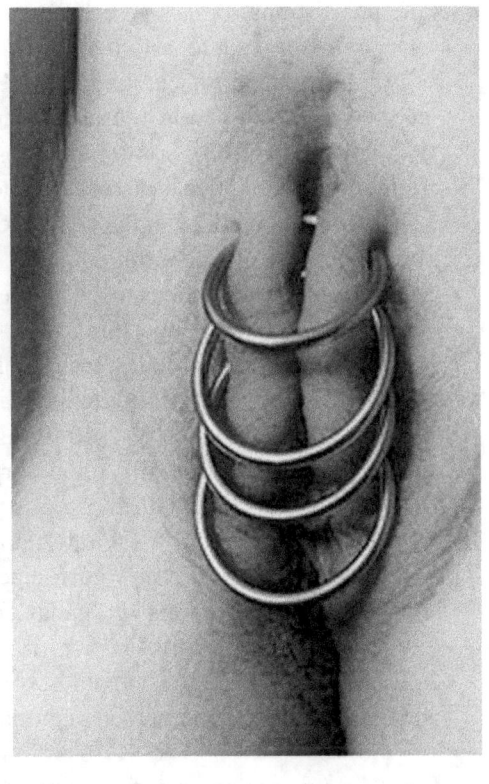

Es evidente, sobre todo en los piercing colocados en los genitales y aquellos pendientes aplicados sobre el clítoris, que nadie puede asociarlos a castración, sino solamente a una clara diferenciación sexual. A un deseo de asegurar que quien lo lleva es diferente, incluso sexualmente, aunque haya quien asegure que se trata simplemente de sadismo y masoquismo, como podemos leer en ciertas entrevistas que lo denominan como "placer del acero", una pasión por ser taladrado. Hay muchas personas que les gusta jugar con el cuerpo, someterlo a tensiones y experiencias que a los demás se nos antojan ilógicas, malsanas, pero que en realidad es solamente eso, la búsqueda de emociones. ¿Cómo podría entenderse esto, si no fuera pensando que jugar con los cuerpos y transformarlos se hace casi siempre pensando en el otro, en quien va a tocarlo o amarlo? ¿No apretamos, arañamos y gritamos cuando hacemos al amor? ¿No le exigimos con frecuencia a nuestra pareja que sea más intensa o agresiva? Cuando el dolor es deseado y como habíamos deseado, puede ser transformado en cualquier otra cosa que no sea dolor.

Otros conceptos mentales se fueron haciendo presentes a medida en que iba adentrándome en el mundo extraño de estas manifestaciones artísticas, especialmente cuando vi cuerpos sangrando, parcialmente perforados, y zonas erógenas portando adornos que hasta entonces eran habituales en zonas más "normales". El cuerpo aparece entonces dividido en dos zonas: aquellas libres de agresiones y las otras, las aparentemente torturadas, como buscando la no unificación corporal, lo cual remite a una satisfacción parcial. Tanto es así que ya empezamos a ver anuncios con frases como "Perfórate para ser feliz", "Disfruta con nuevas sensaciones", "Si te gusta hacerlo no te prives", aunque cuando vemos a personas colgadas con ganchos clavados en la piel, con la piel enrojecida y estirada hasta límites que hasta entonces nos parecían imposibles, dudamos de nuestras conclusiones anteriores. Una persona comentaba a propósito de esto:

"La suspensión en sí fue sorprendente. El cuerpo y la mente parece que se distancian a medida en que se siente el peso del cuerpo. La cabeza no entiende bien lo que sucede, pero se puede optar por la impresión de los ganchos o concentrarse en las

manos que transpiran, la visión que se turba, el malestar general inicial. Pero luego te concentras en el estado alterado de la conciencia y buscas una forma más de sentir esa situación, descubrir que todo es pequeño ante ese auto-conocimiento y felicidad".

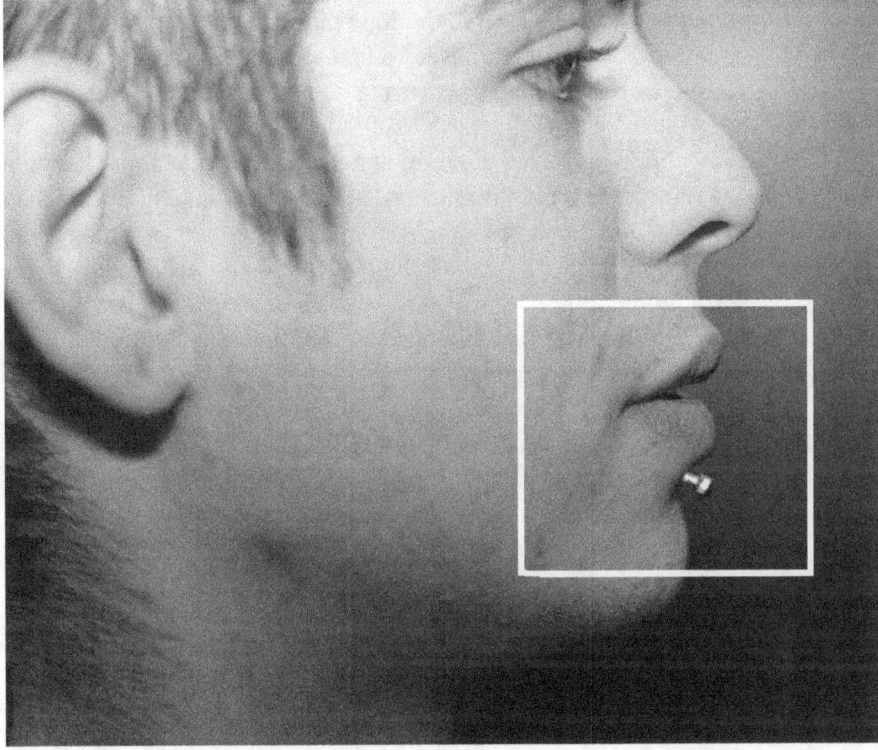

A todo esto hay que añadir la pulsión morbosa, el placer de ver y ser mirado, con los cuerpos adornados que se muestran y exhiben, pues ese es el objetivo real. Pero, ¿no es la moda una forma obsesiva de buscar la mirada del prójimo? ¿Y no es esto algo que tenemos desde pequeños, cuando empleamos todos los trucos disponibles para atraer la atención de nuestros padres?

Freud en su obra "El problema económico del masoquismo" menciona tres formas de masoquismo que son el erógeno, que es el más primitivo, el femenino y el moral. El primero, erógeno, consiste en el placer o gusto de recibir dolor. El segundo, el masoquismo femenino (que no sólo es de las mujeres), nos da noticias de las fantasías que desembocan en actos masturbatorios y que configuran por sí solas la satisfacción sexual. La sumisión de la hembra al macho es ancestral en la mayoría de las especies, aunque ahora la liberación femenina parece demostrarnos lo contrario. El hombre "posee" a la mujer y ella es "poseída". Ella le suele decir "tómame y disfruta de mi cuerpo", algo que queda patente cuando él la agarra los brazos con fuerza para que no se vaya mientras hacen el amor, aunque los dos saben que la huída no ocurrirá. ¿Y el masoquismo moral? Pues las religiones tienen mucho que decir cuando recomiendan el sufrimiento como forma de agradar a su dios, aunque finalmente recogerán el premio prometido.

Si el masoquismo, el placer del dolor, tiene connotaciones habitualmente sexuales, ¿no deberíamos incluir a los piercing en esta misma clasificación? Si es así, ¿podríamos considerar a sus usuarios como sexualmente intensos? Los lugares y situaciones elegidos por los masoquistas responden a sus fantasías, ya sean ejecutadas como un fin en sí mismas o que sirvan para iniciar el acto sexual. En ambos casos hay una finalidad: ser maltratado y sufrir dolor, lo que les conduce al placer. Se piensa que el masoquista quiere ser tratado como un niño pequeño, desvalido y dependiente, pero en particular como un niño díscolo, pero creo que esto es solamente escenas que muestra el cine, no reales. El verdadero masoquista ofrece su mejilla, pues sabe que cuando sienta el dolor alcanzará el éxtasis buscado. ¿Podríamos relacionarlo con la práctica del piercing, especialmente en aquellos individuos que la utilizan en sus genitales? No seré yo quien lo asegure.

Veamos: una persona acude a una clínica de estética para que le "remodelen" su cuerpo. Allí le clavarán agujas, le pondrán medicamentos potencialmente peligrosos, le cortarán con un bisturí perfectamente afilado, le coserán con dolorosos puntos y días después, si todo ha ido bien, recogerá su premio, tener un cuerpo que atraerá las miradas. Tanto dolor, mitigado por los anestésicos y analgésicos, solamente para atraer más la atención, para gustar; algo que no tiene sentido para quienes nunca acudirán a ello. Sin embargo, se ha convertido ya en una opción de felicidad en miles de personas para quienes un cuerpo no-perfecto es insufrible.

Por último, podemos tomar nuevamente en consideración a Freud, padre del psicoanálisis, en una de sus diversas manifestaciones sobre el arte, donde decía:

..."existe un camino de regreso de la fantasía a la realidad y es el arte. El artista varón es impulsado por necesidades emotivas muy intensas mediante las cuales quisiera conseguir honor, riqueza, fama y el amor de las mujeres, pero le falta los medios para alcanzar estas satisfacciones. Por eso se aleja de la realidad y transfiere todo su interés a las formaciones de deseo de su vida fantaseada. Es probable que la constitución del artista incluya una vigorosa facultad para la sublimación y cierta flojera de las represiones decisivas para el conflicto. He aquí el modo en que el artista encuentra el camino de regreso a la realidad. El reino intermedio de la fantasía es admitido por acuerdo universal de los hombres, y todo desposeído espera hallar en él alivio y consuelo. Pero en los que no son artistas, la ganancia de placer extraída de las fuentes de la fantasía es muy restringida, quedando reducida al mínimo cuando ni siquiera posee convicciones religiosas o filosóficas. Sin embargo, cuando alguien es artista genuino dispone de algo más: se las ingenia para elaborar sus sueños diurnos de tal modo que pierdan lo que tienen de excesivamente personal y chocante para los extraños y para que estos puedan gozarlos también. Además, sabe atenuarlos para que no dejen traslucir fácilmente que provienen de fuentes prohibidas. También posee la enigmática facultad de dar forma a un material determinado hasta que se convierta en copia fiel de la representación de su fantasía, y luego, sabe anudar a esta figuración de su fantasía inconsciente una ganancia de placer tan grande que en virtud de ella las represiones son doblegadas y canceladas. Si puede obtener todo eso, posibilita que los otros

extraigan consuelo y alivio de las fuentes de placer de su propio inconsciente que se les habían hecho inaccesibles. Así obtiene su agradecimiento y admiración y entonces alcanza por sus fantasías lo que antes lograba sólo en ellas: honor, poder, fama y el amor de las mujeres. Y todo ello gracias a su fantasía y a que los demás no la poseen".

Creemos que en el caso del piercing no existe ese mecanismo tan sublime que describe Freud, pues ninguno se los pone para parecerse a nadie en concreto, ni tampoco se trataría de fantasías inconscientes que se reflejan en nuestro aspecto externo mediante un piercing, sino en producir marcas ligeramente destructivas en el cuerpo, logrando una ganancia de placer posterior mediante el dolor pasajero. Esto y el deseo de no pasar desapercibido, aunque esto provoque cierto rechazo en algunas personas, lo que le lleva, al menos, a ser tenido en cuenta por su diferente aspecto y modo de pensar.

NORMATIVA LEGAL

El Ministerio de Sanidad ha elaborado un proyecto de acuerdo sobre el sector denominado *body art* (tatuaje, piercing, micropigmentación, branding y escarificación), para garantizar la seguridad sanitaria de estas prácticas.

Actualmente la normativa regula:

• Las condiciones higiénico-sanitarias de los establecimientos de tatuaje y piercing y del personal de estos centros.
   • Equipamiento, instrumental y material utilizado.
   • Residuos sanitarios.
   • Realización de cursos de formación.
   • Consentimiento informado.
   • El profesional debe estar vacunado frente a hepatitis B y el tétanos.

• Protección del menor. Los menores de edad deberán ir acompañados de un adulto responsable de ellos y se necesita autorización escrita de su representante legal o tutor.
• Autorizaciones e inspecciones sanitarias.

DISPOSICIONES GENERALES

Consejería de Sanidad y Consumo
DECRETO 35/2005, de 10 de marzo, del Consejo de Gobierno, por el que se regulan las prácticas de tatuaje, micropigmentación, perforación cutánea ("piercing") u otras similares de adorno corporal. Ley 12/2001, de 21 de diciembre, de Ordenación Sanitaria.

La decoración corporal mediante técnicas que producen la ruptura o perforación de la piel y/o mucosas como son las prácticas de tatuaje, micropigmentación, "piercing" u otras similares, han adquirido un gran auge en los últimos años, habiéndose producido una proliferación de establecimientos de características muy diversas en los que se realizan estas actividades. Estas prácticas suponen un riesgo potencial tanto para la salud del personal que aplica estas técnicas como para los usuarios de estos servicios, especialmente si no se realizan por personal con formación y con los medios y condiciones higiénicas sanitarias adecuadas.

Por esto, en función de las competencias atribuidas, ha considerado necesario, con el fin de minimizar estos riesgos, establecer las normas sanitarias que deben cumplir los establecimientos en los que, de forma habitual o esporádica y de manera exclusiva o conjuntamente con otras actividades, se realicen estas prácticas, así como la formación requerida para el personal que las realiza.

19

DISPONGO
Capítulo 1
Objeto, ámbito y definiciones

Artículo 1
Objeto
El presente Decreto tiene por objeto regular:
a) Los requisitos de funcionamiento aplicables a los establecimientos donde se realizan estas prácticas, así como las medidas higiénico-sanitarias que deberán observar los profesionales que las realicen.
b) El Registro de Establecimientos de Tatuajes, Micropigmentación, "Piercing" u otras prácticas similares de adorno corporal.
c) La autorización de los cursos de formación del personal que realice estas actividades.
d) Los requisitos de información y consentimiento de los usuarios de estas prácticas.
e) El control y supervisión de estas actividades.

Artículo 2
Ámbito de aplicación
1. El presente Decreto será de aplicación a aquellos establecimientos que de manera exclusiva o conjuntamente con otras actividades realicen las siguientes prácticas:
a) Tatuaje, micropigmentación y cualquier otra práctica similar de adorno corporal que suponga la introducción de pigmentos atravesando la piel o mucosas.
b) Perforación o anillado ("piercing") de la piel, mucosas u otros tejidos del cuerpo humano, con la finalidad de prender objetos de metal u otros materiales. Quedan excluidas del ámbito de aplicación de este Decreto las prácticas consideradas procedimientos médicos que deben ser realizados exclusivamente en los centros, servicios y establecimientos sanitarios autoriza-

dos. Asimismo, se exceptúa la perforación del lóbulo de la oreja que se realice con sistemas de clavado y abrochado de forma automática, con material estéril y de un solo uso.

Artículo 3
Limitaciones y prohibiciones
1. Estas prácticas sólo se podrán realizar en establecimientos permanentes, quedando prohibida su práctica ambulante.
2. La realización de estas prácticas por motivo de celebración de congresos, ferias o similares, precisará de autorización previa del Ayuntamiento donde vayan a realizarse o, en su caso, de la Dirección General de Salud Pública y Alimentación que, a tal efecto, verificarán el cumplimiento de lo dispuesto en este Decreto.

Artículo 4
Definiciones
A efectos de lo recogido en este Decreto se entiende por:
Establecimiento de tatuaje, micropigmentación, "piercing" u otras prácticas similares de adorno corporal: Establecimientos no sanitarios donde se llevan a cabo las citadas actividades, ya sean con carácter exclusivo o integrado en centros donde se realicen otras actividades.
Área de espera: Dependencia del establecimiento con espacio e instalaciones suficientes para asegurar al usuario una eventual espera.
Área de trabajo: Dependencia del establecimiento, independiente, donde específicamente se realizan estas prácticas.
Área de preparación del material: Zona diferenciada del establecimiento donde se realiza la limpieza, desinfección y esterilización del material.
Tatuaje, micropigmentación y prácticas similares: Procedimiento de decoración del cuerpo humano mediante la introducción en la piel de pigmentos colorantes por medio de punciones.

"Piercing" y prácticas similares: Procedimiento de decoración del cuerpo humano consistente en la perforación de cualquier parte del cuerpo, con la finalidad de prender en la misma objetos de metal u otros materiales.

Aplicadores de tatuaje, micropigmentación, "piercing" u otras prácticas similares de adorno corporal: Personal que realiza estas prácticas.

Esterilización: Completa destrucción de todas las formas de vida microbiana.

Desinfección: Práctica de eliminación de los microorganismos patógenos y suciedad.

Consentimiento informado: Conformidad libre, voluntaria y consciente de un usuario, manifestada en el pleno uso de sus facultades, después de recibir la información adecuada, para que tenga lugar una actuación que afecta a su salud.

Capítulo 2
Requisitos de los establecimientos y condiciones higiénico-sanitarias de realización de estas prácticas

Artículo 5

Instalaciones y condiciones de los establecimientos de tatuajes, "piercing" u otras prácticas similares de adorno corporal

1. Los establecimientos que realicen las prácticas reguladas en este Decreto contarán con las siguientes áreas aisladas y diferenciadas:

a) *Área de espera.*

b) *Áreas de trabajo* destinadas a la realización de estas prácticas, que garanticen la privacidad de los usuarios. Su acceso estará permitido únicamente al personal del establecimiento y los usuarios del servicio, debiendo garantizar la intimidad en las prácticas. El mobiliario del área de trabajo y el material necesario para estas prácticas deberán estar dispuestos de modo que el acceso del personal aplicador a los utensilios que precise sea fácil y conlleve los mínimos desplazamiento posibles.

c) *Área de preparación del material*, donde se realicen las tareas de limpieza, esterilización, desinfección y preparación del instrumental. Su acceso estará limitado al personal del establecimiento.

d) *Aseo* con inodoro, lavamanos y elementos de higiene necesarios.

2. Los establecimientos donde se realicen las actividades de tatuaje, micropigmentación o "piercing" deberán estar, en todo momento, limpios, desinfectados, ordenados y en buen estado de conservación, reuniendo las siguientes características:

a) Dispondrán de *agua de consumo* humano fría y caliente.

b) *Ventilación* natural o forzada, apropiada a la capacidad y volumen del local. Si disponen de ventanas o rejillas de ventilación estarán protegidas con tela mosquitera.

c) *Iluminación* natural o artificial suficiente.

d) Suelos, paredes y superficies de trabajo lisos, de fácil limpieza y desinfección. El mobiliario (sillones, camillas, etcétera), que deberá permitir una fácil limpieza y desinfección, dispondrá del correspondiente protector de un solo uso cuando se realicen técnicas que requieran contacto directo del cuerpo con el mobiliario.

e) Las áreas de trabajo y de preparación de material dispondrán de lavamanos de accionamiento no manual, dispensador de jabón y toallas de un solo uso. Contarán con cubos o recipientes con tapadera de accionamiento a pedal.

f) Existirán zonas independientes de *almacenamiento* independientes de productos y utensilios destinados a limpieza, así como de la vestimenta del personal.

g) Deberán disponer de un *botiquín* equipado con el material suficiente para poder prestar los primeros auxilios a los usuarios en caso de necesidad, así como de los números de teléfono de los servicios sanitarios de urgencias.

3. Dispondrán de procedimientos de desinfección de superficies. De forma periódica se desinfectarán todas las superficies y

mobiliario según se establece en el Anexo 1, así como cuando sean contaminados accidentalmente con sangre y/o fluidos corporales.

4. Los establecimientos donde se realizan estas prácticas cumplirán la legislación vigente sobre gestión de residuos.

5. Queda prohibida la entrada y/o permanencia de animales en el establecimiento.

6. Tendrán a disposición de los usuarios "hojas de reclamaciones" y en un lugar perfectamente visible habrá un cartel en el que figure, de forma legible la leyenda "Existen hojas de reclamaciones a disposición del consumidor". Tanto las hojas de reclamaciones como el cartel se ajustarán a los modelos que recoge la normativa vigente en materia de consumo.

Artículo 6
Equipamiento, instrumental, productos y materiales utilizados

1. Los utensilios y materiales que atraviesen o penetren la piel, las mucosas u otros tejidos, tales como agujas, cuchillas, jeringuillas y similares, serán estériles y de un solo uso, debiendo estar envasados y sellados hasta su uso. En la realización de estas prácticas se utilizarán guantes de tipo quirúrgico, estériles y de un solo uso que deberán ser sustituidos con cada cliente y siempre que sea necesario. Los utensilios que se utilicen para trasvasar cremas y geles serán de un solo uso y aplicación individualizada.

2. Los utensilios de rasurado y afeitado deberán ser de un solo uso. No se podrán utilizar navajas tradicionales u otros utensilios de hojas no desechables. Queda prohibida la utilización de los denominados "lápices corta sangre", que podrán ser sustituidos, en su caso, por hemostáticos líquidos.

3. Los objetos cortantes o punzantes que se desechen, se introducirán en recipientes de material resistente (no perforable). A estos efectos se deberán ajustar a la normativa de gestión de residuos correspondiente.

4. Las máquinas o aparatos utilizados en estas prácticas, así como utensilios y materiales que entren en contacto con la piel, vello o cuero cabelludo, que no sean de un solo uso, serán higienizados, esterilizados y/o desinfectados según lo establecido en el Anexo 1, manteniendo dichas condiciones hasta su utilización.

5. Los materiales implantados han de ser de una calidad que evite el riesgo de reacciones alérgicas, habrán de ser biocompatibles y de materiales reconocidos como aptos para implantes subcutáneos por la normativa vigente. Deberán permanecer envasados individualmente y esterilizados hasta su utilización. En los procedimientos de perforación cutánea, las joyas utilizadas serán de acero quirúrgico, oro de 14 quilates, como mínimo, o titanio, para reducir el riesgo de infección o reacción alérgica.

6. Las tintas utilizadas para tatuajes o técnicas similares deberán dar cumplimiento a lo establecido en la Disposición Adicional Segunda del Real Decreto 1599/1997, de 17 de octubre, sobre Productos Cosméticos, y disponer de su correspondiente registro sanitario de la Agencia Española de Medicamentos y Productos Sanitarios. Las tintas que vayan a utilizarse en una sesión deberán colocarse en recipientes estériles, de un solo uso y desecharse posteriormente.

7. Los aparatos y el instrumental utilizados en el tatuaje de la piel o prácticas similares, mediante técnicas invasivas, estarán sometidos a lo dispuesto en el Real Decreto 414/1996, de 1 de marzo, por el que se regulan los productos sanitarios.

8. El uso de pistolas perforadoras queda restringido exclusivamente a la perforación del lóbulo de la oreja, debiendo ser sometido a desinfección tras cada uso, por los métodos citados en el Anexo 1.

9. El mantenimiento de los aparatos de esterilización será realizado por un servicio técnico competente, con la periodicidad recomendada por el fabricante, llevando un registro de las operaciones de mantenimiento.

Artículo 7
Medidas generales de higiene y protección del personal

1. El personal aplicador de estas técnicas deberá estar vacunado frente a Hepatitis B, y Tétanos, así como estar informado y formado en materia de prevención de riesgos laborales.

2. Los aplicadores de tatuajes, micropigmentación, "piercing" o técnicas similares deben disponer de un nivel de conocimientos suficiente y adecuado para la realización de estas prácticas.

3. El personal aplicador deberá cumplir las siguientes normas de higiene:

a) Lavarse y desinfectarse las manos antes de cualquier actuación y al finalizar la misma, así como cada vez que dicha práctica se reemprenda en caso de haber sido interrumpida.

b) Utilizar guantes de tipo quirúrgico, estériles y de un solo uso en cada aplicación.

c) Abstenerse de realizar estas prácticas cuando presente cortes, heridas, quemaduras u otras lesiones de naturaleza infecciosa o inflamatoria hasta su total curación, no obstante podrá utilizar un vendaje impermeable cuando éstas sean de pequeña entidad.

d) Utilizar ropa y calzado limpio y de uso exclusivo. Las batas u otros elementos que resulten accidentalmente contaminados con sangre y/o fluidos corporales deberán ser sustituidos inmediatamente y desinfectados antes de su reutilización, según se establece en el Anexo 1.

e) No fumar, comer o beber en las áreas de trabajo y de preparación del material.

f) Cumplir con cuantos requisitos en materia de higiene se especifica en esta normativa.

g) Se procederá a reemplazar el material, instrumental o equipo que por cualquier circunstancia haya sido susceptible de contaminación, procediendo a su destrucción, desinfección o esterilización, según proceda.

Artículo 9
Procedimiento de inscripción

1. Para la *inscripción en el Registro* a que se refiere el artículo anterior se presentará una solicitud dirigida a la Dirección General de Salud Pública y Alimentación conforme al Anexo 2 de este Decreto, junto con la siguiente documentación:

a) *Identificación fiscal* de la razón social y del titular o representante legal.

b) *Datos personales* de los aplicadores, acreditando que han recibido el curso de formación requerido en este Decreto o las excepciones consideradas en el artículo 15 y que han sido vacunados contra la Hepatitis B, y el Tétanos.

c) Descripción detallada de las *instalaciones*, adjuntando croquis-plano, indicando las distintas áreas a las que se refiere el presente Decreto.

d) *Memoria descriptiva*, con indicación de las técnicas de tatuaje, micropigmentación, "piercing" u otras prácticas similares que se aplican, así como de los productos de tatuaje o perforación a utilizar, con su correspondiente autorización administrativa. También se indicará el instrumental utilizado y los métodos de esterilización y procedimientos de desinfección utilizados.

e) Acreditación del *contrato* con un gestor autorizado para la recogida y tratamiento de residuos.

f) Documento acreditativo de haber abonado la tasa correspondiente.

Capítulo 4
Información y consentimiento de los usuarios

Artículo 11
Requisitos de información y consentimiento de los usuarios

1. El personal aplicador, previamente a la realización de estas prácticas, deberá informar al usuario, de manera comprensible y por escrito, de todas las particularidades de estas prácticas, sus

eventuales riesgos y sus cuidados posteriores, recabando su firma en el mismo documento informativo, como consentimiento informado de su aplicación.

2. Los consentimientos informados se ajustarán al modelo indicado en el Anexo 3.

3. Los mayores de edad prestarán consentimiento informado válido de forma autónoma. En relación con los menores de edad e incapaces, se estará a lo dispuesto en el siguiente artículo.

4. El personal aplicador de estas prácticas deberá solicitar el DNI, pasaporte o tarjeta de residencia de los usuarios del mismo, verificando, en su caso, la autenticidad de los documentos o consentimientos informados firmados por sus representantes legales. Estos documentos serán conservados por el establecimiento durante tres años.

5. En el área de espera deberá proporcionarse información sobre la práctica a realizar, bien mediante la exposición de un cartel que sea visible y con un tamaño de letra legible, o bien mediante la entrega de un folleto informativo. El contenido mínimo de dicha información será el siguiente:

Las prácticas realizadas en el establecimiento.

Información general sobre los riesgos sanitarios y complicaciones, cuidados necesarios hasta la cicatrización y condiciones de reversibilidad de las diferentes prácticas.

La obligatoriedad de suscribir, de manera previa a la prestación del servicio, el consentimiento correspondiente según se recoge en el punto 2.

La relación de los servicios que se prestan y los precios correspondientes a cada uno de ellos. La información sobre precios incluirá cualquier tipo de impuesto o gravamen que le afecte.

Artículo 12
Menores e incapaces

1. Las prácticas objeto de regulación en el presente Decreto, únicamente podrán realizarse a menores e incapaces previa peti-

ción de éstos, con consentimiento informado y con respeto a su dignidad. La información que deberá serles prestada será adecuada a sus posibilidades de comprensión.

2. El consentimiento informado de los menores no emancipados deberá prestarse por sus representantes legales.

3. El consentimiento informado de los incapaces deberá prestarse por ellos mismos o por sus representantes legales, atendiendo a la extensión y los límites que determine la sentencia de incapacitación.

MODELO DE CONSENTIMIENTO INFORMADO

El documento impreso de consentimiento informado deberá contener, al menos, la siguiente información:

a) Datos identificativos del establecimiento y del aplicador.

b) Datos identificativos y edad del usuario y, en su caso, del representante legal. Se adjuntará fotocopia de DNI o pasaporte.

c) Descripción detallada de la práctica a realizar, así como de los productos y/o materiales que se apliquen o implanten.

d) Los riesgos y complicaciones que se pueden derivar.

e) Los cuidados posteriores a la realización de las mismas.

f) Las condiciones de reversibilidad de la práctica a realizar

g) La indicación de consultar al médico en caso de que el usuario padezca enfermedades o que se produzcan complicaciones posteriores.

h) Fecha, firma y DNI del usuario o representante legal.

i) La posibilidad de revocar este consentimiento en cualquier momento sin necesidad de expresar motivación alguna.

j) Leyendas que indiquen el correcto tratamiento de los datos de carácter personal, conforme a la normativa específica vigente.

ANEXO 4
CONTENIDO DEL PROGRAMA DE LOS CURSOS DE FORMACIÓN

Los programas de formación contarán de tres partes: General, específica (en función de la técnica de decoración corporal) y práctica. La realización de una parte específica u otra, determinará la extensión de la cualificación adquirida.

A. Parte General (tendrá una duración mínima de veinticinco horas):

1. Régimen de responsabilidad civil: Nociones básicas.

2. Primeros auxilios: Nociones básicas.

3. Residuos: Concepto, tipología y gestión.

4. Marco legal: Normativa de Aplicación de los Establecimientos de Tatuaje y/o "Piercing".

5. Microbiología básica: Concepto de infección. Tipos de microorganismos.

6. Desinfección y asepsia: Conceptos básicos.

7. Enfermedades de transmisión hemática: Hepatitis, Sida, tétanos...

8. Condiciones higiénico-sanitarias de los establecimientos donde se realizan estas prácticas.

9. Prácticas higiénicas de los aplicadores de estas técnicas.

10. Prevención y protección personal.

11. Métodos de desinfección y esterilización.

B.1. Parte específica tatuajes y micropigmentación (tendrá una duración mínima de diez horas):

1. Piel y mucosas: Anatomía y fisiología básica de la piel y mucosas. Enfermedades de la piel.

2. Nociones básicas y medidas preventivas en la realización de tatuajes y micropigmentación. Métodos de eliminación.

3. Riesgos derivados de estas prácticas. Cuidados especiales.

4. Utensilios y materiales de uso en la realización de tatuajes y micropigmentación.

B.2. Parte Específica "Piercing" (tendrá una duración mínima de diez horas):

1. Anatomía y fisiología del cuerpo humano; especial referencia a las zonas donde se van a aplicar estas prácticas.

2. Riesgos específicos derivados de la realización de la técnica del "piercing".

3. Cuidados especiales. Tiempos de cicatrización.

4. Utensilios y materiales de uso en la realización de "piercing".

C. Prácticas (tendrá una duración mínima de cinco horas):

1. Higiene de los utensilios y utilización adecuada de los mismos.

2. Prácticas higiénicas de aplicación.

MATERIALES PARA EL PIERCING

Para obtener una perforación sin riesgos, además de la técnica y la higiene, es indispensable usar aretes de los materiales adecuados, de lo contrario podrían presentarse problemas de cicatrización o hasta el rechazo de la joyería. Hace apenas una década, el uso de la joyería corporal no tenía el auge e impacto que ha alcanzado en nuestros días, e incluso ni siquiera existían fabricantes de estos accesorios; pero ahora la mayoría de los países han desarrollado un mercado muy variado en la joyería del cuerpo.

En realidad, mucha de esta joyería que ha simple vista pudiera parecer tan simple, tiene más importancia de la imaginable, ya que aún cuando se realice la perforación con higiene y técnicas adecuadas, si el arete no está elaborado con los materiales apropiados la perforación podría presentar problemas de cicatrización o el mismo cuerpo podría rechazar la pieza.

A fin de que identifiquemos cuáles son los materiales idóneos para una perforación sin riesgos, a continuación presentamos una lista con los más recomendables y aquellos que hay que evitar para conseguir una perforación perfecta.

MATERIALES APROPIADOS PARA UNA PERFORACIÓN INICIAL

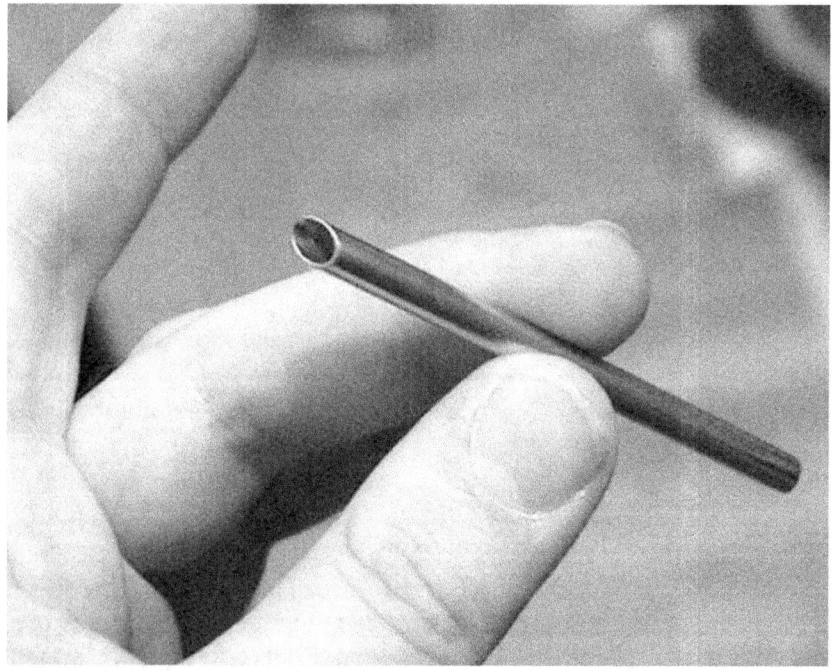

Acero quirúrgico

Este material es el más usual. El acero es una aleación con hierro y 1.7 % de carbón. El carbón le da dureza, tensión y fragilidad. Sin embargo, una pieza de acero bien templada no es tan quebradiza. Existen dos tipos de acero: el puro de carbón y el aleado. Este último contiene pequeñas partes de otros metales y también algo de carbón.

El acero utilizado en la elaboración de joyería es de grado médico de implantación, siendo los más usados los de la serie 300 ya que no contienen estaño. El más recomendado es el 316 LVM (acero quirúrgico inoxidable), una aleación, lo cual significa que es un metal compuesto de dos o más metales, siendo el número 316 la aleación designada, y L el bajo contenido de carbón, un componente necesario para que la aleación resista la corrosión. Otros recomendables son SAE30316L ó UNI31603, los dos últimos números son del nuevo sistema, pero se sigue conociendo como 316L. Las bolas de los aretes pueden ser de la serie 400, ya que no tienen contacto directo con el tejido.

El acero quirúrgico de calidad posee una cantidad mínima de materiales reactivos como el níquel. Además, contiene poco carbón, por lo que es más fácil de trabajar para el perforador. El acero inoxidable contiene molibdeno, níquel (1.25 a 22 %),

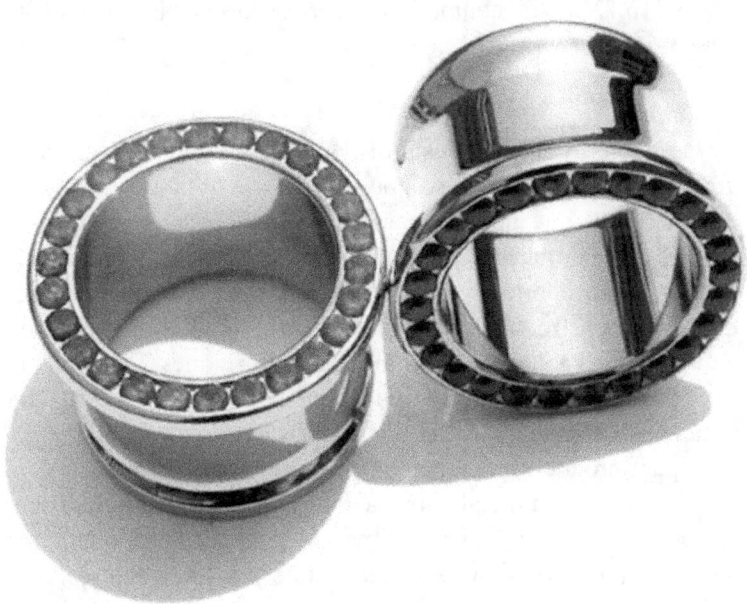

cromo (de 10 a 20 %), sílice, azufre, carbón y fósforo. Las diferentes aleaciones aportan características tales como durabilidad, firmeza, resistencia a la corrosión, etc.

Frecuentemente se sabe de la preocupación por la sensibilidad o alergias al níquel, pero vale la pena mencionar que hasta el acero quirúrgico con calidad de implantación contiene una pequeña cantidad de este elemento, obviamente un porcentaje más bajo que en otras aleaciones. La principal razón para que este material sea tan compatible en las perforaciones corporales es la manera en cómo interactúan los elementos en el acero y por lo mismo previenen que el níquel entre directamente en contacto con la piel.

Implantanium
Este material es similar al acero 316L en color y peso, pero al igual que el titanio tiene un bajo contenido de níquel (menos 0.05%); además, es 100% más resistente a la corrosión que el acero 316 LVM, biocompatible y certificado por la prueba ISO 10993-5.

Titanio
Descubierto en 1791, está disponible en diferentes formas y grados dependiendo del uso que se le dé. Se trata de un extraordinario metal que posee características fascinantes en muchos sentidos, siendo usado como armadura en vehículos militares y para el almacenamiento de sistemas nucleares, chips de computadoras, reconstrucciones arquitectónicas, válvulas para corazón y marcapasos, así como otras muchas aplicaciones. El problema es su precio, muy elevado debido a que la energía requerida para producir una tonelada de titanio es 16 veces mayor que la necesaria para producir una tonelada de acero.

El titanio es un metal sin aleaciones, blanco, lustroso, lo cual le permite ser un metal para joyería de calidad. Es altamente resistente a la corrosión, no es magnético y es hasta cuatro veces más duro que el acero inoxidable. Por estas características, el titanio está remplazando con gran velocidad al acero quirúrgico para implantes quirúrgicos. No contiene pigmentos ni tinta y además está libre de níquel, lo cual lo hace un metal muy superior a los demás.

Niobio

Este metal de color gris brillante fue nombrado así en honor a Niobe, la hija de Tantalus en la mitología griega, pudiéndose abreviar como Nb y de número atómico 41. También es conocido como columbio, siendo descubierto en 1801. Existe en la sangre humana, huesos, hígado y músculos, estimándose que en una persona de 70 kg el total de este elemento es de 1,5 mg, aunque hasta ahora no se le han encontrado propiedades como oligoelemento. La industria farmacéutica lo emplea como Benzoato de Metilo.

Este material es duro como el acero, muy resistente a la corrosión y no tiene aleaciones, lo que le hace apto para los que son sensibles a otros metales. Puede ser anodizado (crear una capa de óxido) fácilmente para obtener gran variedad de colores.

Tantalio

El tantalio (tántalo) es el elemento menos conocido, aunque también puede ser tratado para obtener diferentes tonalidades como el niobio y titanio, además de ser apropiado para uso corporal.

Se trata de un elemento puro que no puede ser subdividido en otros componentes y que también es hipoalergénico. Sin embargo, al tratarse de un metal reactivo que puede ser adonizado en un electrolito para lograr una gran variedad de colores, la fricción de la pieza puede

35

provocar la pérdida o alteración del color, por lo que es recomendable avisar al cliente.

El tantalio se emplea en la fabricación de elementos electrónicos, los cuales incluyen radios de banda civil, detectores de humo, marcapasos cardiacos y automóviles. Se utiliza también en las superficies para transferencia de calor del equipo de producción en la industria química, en especial cuando se tienen condiciones corrosivas. Su inercia química ha hecho que se le hayan encontrado aplicaciones dentales, quirúrgicas y de joyería.

Oro

El oro no suele encontrarse en estado puro, pero tiene aleaciones con metales como cobre, zinc, plata y níquel, los cuales le añaden dureza, durabilidad y resistencia, ya que el oro es un metal muy blando. Por alguna razón, el cobre y la plata son más estables y resistentes al azufre cuando los mezclamos con el oro.

Todo el oro utilizado para elaborar joyería necesita ser mezclado con alguno de estos metales para adquirir la cualidad de dureza y color deseado, encontrándose disponible en diferentes calidades, definiéndose por el número de quilates, los cuales indican la cantidad de oro contenido en la pieza: 24 quilates contiene 100%, 18 quilates 75% y 14 quilates 58,5%. Una pieza de 24 quilates es demasiado suave para ser empleada en la elaboración de joyería, ya que se podría dañar fácilmente y provocar la introducción de bacterias. Para las perforaciones corporales el oro de 18 y 14 K es la combinación ideal de dureza y calidad para oponerse a las bacterias.

El oro también tiene diferentes colores, siendo los más comunes el blanco y el amarillo, este último resultado de una mezcla de oro, plata y cobre, mientras que el blanco está compuesto por oro, plata y paladio. El producido para joyería corporal no debe contener níquel. El oro verde, más raro aún, contiene de 30 a 40 % de plata-cadmio-zinc, por lo que no es recomendable para la joyería. El rojo, además, contiene una mayor cantidad de cobre, por lo que podría provocar reacciones, recomendándose usar únicamente para hacer accesorios, pues en ningún caso debe usarse directamente en el cuerpo.

Otro factor importante, además de los quilates, es verificar los elementos de las aleaciones, pues si está mezclado con demasiado níquel, plata, estaño u otros elementos no compatibles, podría provocar irritaciones y una cicatrización complicada.

Platino

Es un material precioso, muy pesado y costoso, que se puede emplear para la joyería corporal, pero por su dureza y precio su uso es limitado.

Se trata de un metal noble blanco, blando y dúctil. Los metales del grupo del platino (paladio, iridio, rodio, osmio y rutenio) se encuentran ampliamente distribuidos sobre la tierra, pero su dilución extrema imposibilita su recuperación, excepto en circunstancias especiales. Se utilizan en el campo de la química a causa de su actividad catalítica y de su baja reactividad. No es afectado por la atmósfera aun en ambientes industriales con contenido de azufre, conservando su brillantez y no exhibiendo película de óxido cuando se calienta. Puede ser moldeado en alambres finos y láminas delgadas.

PTFE (Teflón)

Es un polímero termoplástico, usado en la industria médica para realizar implantes faciales, cirugías de orejas y como reemplazo de vasos sanguíneos. Este material, ligero y flexible, puede ser usado para perforaciones iniciales, siendo una excelente opción para reemplazar la joyería si hay que exponerse a rayos X o cirugía, pues no interfiere con los resultados. Se puede esterilizar en autoclave. Una barra de PTFE es buena opción para las mujeres que tienen el ombligo perforado y están en la última etapa del embarazo, pues el material es flexible.

Blackline

La joyería de titanio obtiene su color negro a través de un proceso conocido como PVD. Es resistente a la corrosión, biocompatible y no se erosiona con la fricción, siendo compatible con cualquier tipo de esterilización. En pruebas de sensibilidad durante más de diez años no se conoce ningún tipo de rechazo o problema. Sin embargo, se debe tener cuidado con las falsificaciones, pues aun cuando una pieza sea negra no significa que sea Blackline.

Zircon Two

Al igual que la blackline, el zircon two es una línea obtenida a partir de joyería de titanio. Está comprobado que su fórmula es ideal para uso externo e interno, y no causa reacción incluso estando en contacto con la sangre, tejido y huesos. Puede esterilizarse por cualquier método sin que sufra algún daño, además de poseer un bajo coeficiente de fricción.

MATERIALES RECOMENDABLES PARA UNA PERFORACIÓN ANTERIORMENTE CICATRIZADA

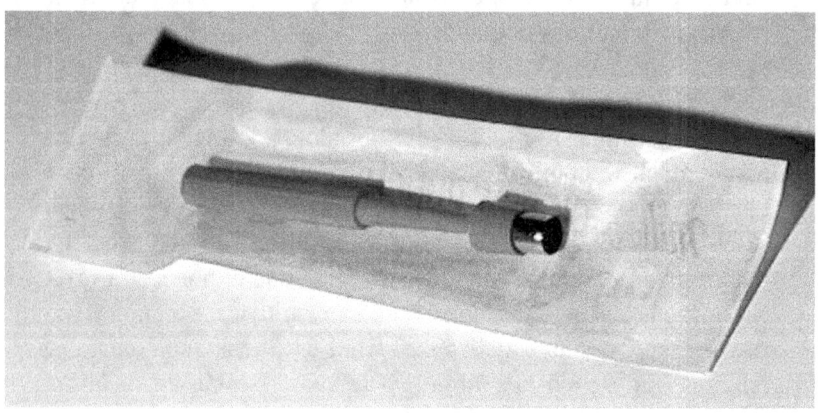

Si se usan con responsabilidad, los siguientes materiales son apropiados para las perforaciones cicatrizadas; sin embargo algunas personas podrían acusar sensibilidad, pues cada persona reacciona de distinta manera.

Vidrio templado

Para perforaciones más amplias de cuatro milímetros, los expansores de vidrio templado son seguros y cómodos, especialmente en los lóbulos. Se debe tener cuidado con las piezas más delgadas pues son más frágiles.

Madera

Los tubos o tapones de madera son populares y una opción cómoda para las personas con expansiones grandes de lóbulo. Sin embargo, se debe tener precaución ya que muchos tipos de madera son tóxicos, siendo importante comprar las piezas a fabricantes de buena reputación. La madera no siempre es esterilizable, por lo que se recomienda que sea únicamente de uso personal.

Acrílico

Aunque existe bastante controversia alrededor de su uso por tiempo prolongado, la mayoría de los usuarios encuentran bastante cómodas las piezas de acrílico, sobre todo para expansores. No obstante, para las personas de piel sensible el acrílico no es una buena alternativa, pues tiene el inconveniente de que puede romperse si es tratado con alcohol o con líquidos desinfectantes. No es posible esterilizar este material en autoclave, por lo cual también debe ser exclusivamente para uso personal.

MATERIALES NO RECOMENDABLES

La joyería diseñada para emplearse en los lóbulos nunca será apropiada para otras partes del cuerpo, ya que generalmente los materiales y diseños no disponen de la calidad necesaria. Los alambres usados para los aretes de las orejas, por ejemplo, son muy delgados, por lo que podrían incomodar o incluso hasta cortar la zona donde se aplican.

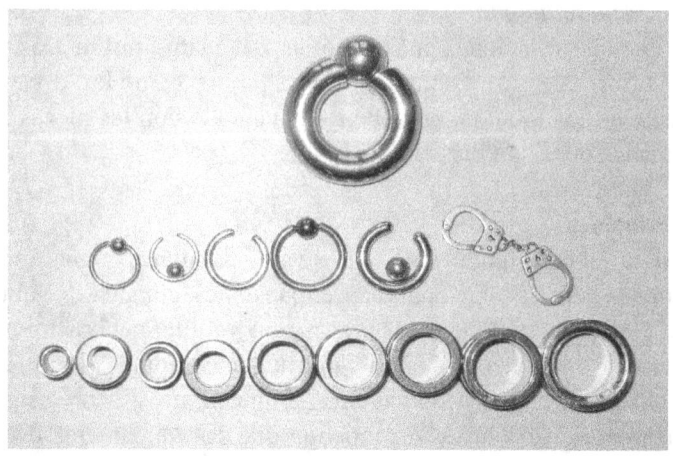

Chapa de oro

La chapa de oro involucra galvanizar una capa muy delgada de oro en una base de metal, casi siempre de aluminio. Obviamente esta capa se cae gradualmente, así que las astillas que se forman en la pieza pueden ocasionar una infección, y al final tendremos al descubierto un metal que no es propicio para una perforación. Por ello no son aceptables para las perforaciones corporales, pues al ser tan delgadas las chapas se desgastan rápidamente con la fricción dejando al descubierto el material inferior, que en la mayoría de los casos es níquel o aluminio.

Los fabricantes de la pistola para perforar lóbulos afirman que sus broqueles son hipoalergénicos y que la base de la chapa de oro es acero quirúrgico; esto técnicamente podría ser cierto, pero el acero quirúrgico es un material difícil de galvanizar con chapa de oro, pues para lograr que el oro quede impregnado al material, se debe galvanizar primero con níquel o cobre, y al desgastarse o caerse el oro obtendremos justo el material no deseado.

Plata

Ni la plata pura es recomendable para el uso en las perforaciones iniciales, pues reacciona con el pH de la piel creando sales que en ciertas situaciones son tóxicas. Muchos perforadores coinciden en que aun cuando se usa en los lóbulos, no debería emplearse directamente en ninguna otra parte del cuerpo, pues podría liberarse más fácilmente dicha sustancia tóxica. La plata sterling, la más común, está compuesta por 925 partes de plata y 75 partes de cobre, y ninguno de estos metales está libre de azufre, agente que los corroe. El resultado de la combinación plata y azufre es un material conocido como plata paladio, el cual es tóxico. Así que un perforador responsable no pondría una pieza de plata en una perforación.

Acero quirúrgico de otros grados

Esto incluye el acero quirúrgico de las series 400, 302, 306 y el acero con alto contenido de carbón. Ninguno de estos materiales es recomendable, debido a que muchos de ellos se oxidan al contacto con las sales del cuerpo humano.

ESTERILIZACIÓN Y LIMPIEZA

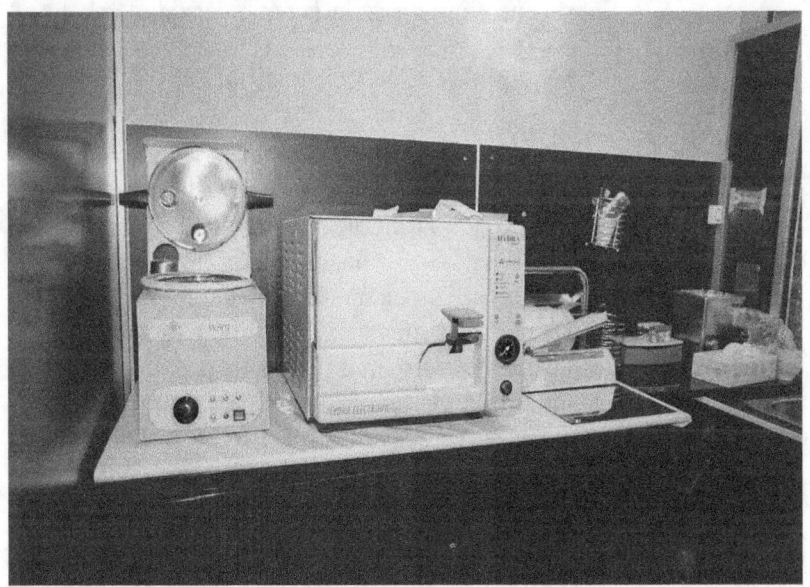

Es el procedimiento más importante en el control de las actividades de microorganismos externos al cuerpo. Hay que denominar tanto las variedades durante el proceso, como los procedimientos previos de limpieza y empaquetados, así como los subsecuentes de almacenamiento y distribución; estos son:

Pre-remojo

Rara vez se limpian inmediatamente los instrumentos empleados en cada cliente, dejándolos provisionalmente en un lugar próximo, en espera de terminar el trabajo para limpiarlos y esterilizarlos después; pero esto complicará su limpieza. La colocación de los utensilios en una solución antiséptica de pre-remojo hasta que haya tiempo para limpiarlos por completo evitará el secado, permitiendo que comience a disolver o reblandecerse los desechos orgánicos y en ciertos casos comenzará la eliminación microbiana. El pre-remojo es más eficaz cuando empieza tan pronto como sea posible, después de usar los instrumentos; sin embargo, la inmersión prolongada favorece la corrosión de algunos instrumentos. Es necesario seguir con atención las instrucciones de los fabricantes, impresas en las etiquetas de las soluciones.

Limpieza

La sangre, saliva y los materiales adheridos a los instrumentos pueden aislar microorganismos subyacentes sobre los agentes esterilizantes, por lo que la limpieza disminuirá o eliminará esta biocarga para facilitar la esterilización. Por ello, primero es indispensable limpiar adecuadamente todos los artículos mediante esterilización (desinfectar). Un producto adecuado debe reunir estas cualidades: producir un pH casi neutro (7.0) al mezclarlo con agua, disolver la sangre, ser eficaz contra la suciedad proteínica, ser fácil de enjuagar, ofrecer tensión superficial baja para penetrar en la suciedad, no dañar los artículos en proceso de limpieza, contar con pruebas sobre su eficacia en aguas duras y blandas.

Existen dos métodos de limpieza: tallado manual y aseo mecánico. Por ejemplo: limpiador ultrasónico, lavador, esterilizador, etc.

Lubricación y control de corrosión

Si los instrumentos limpios y enjuagados van a esterilizarse, primero es necesario secarlos para disminuir las posibilidades de corrosión si se van a esterilizar con vapor. En los instrumentos que no son de acero inoxidable debe aplicarse un inhibidor de corrosión después de la limpieza y el enjuague, siendo indispensable lubricar el instrumental con partes móviles.

Empaquetado

Este método comprende el empaque de instrumentos en un material adecuado de envoltura después de la esterilización. Su ventaja es que se protegen de la contaminación ambiental a los instrumentos procesados.

ESTERILIZADO

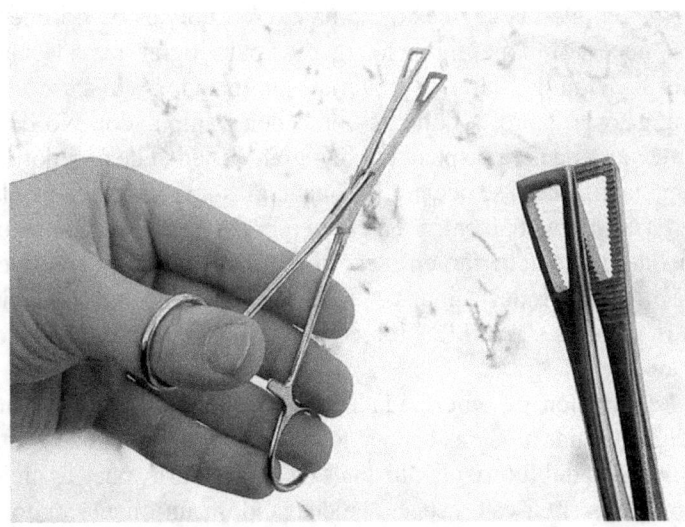

Esterilizar consiste en lograr un medio o elemento libre de microorganismos y partículas, pues ambos pueden ocasionar infecciones. En principio, cualquier microorganismo puede causar una infección, pero como dijo el creador de la Homeopatía, lo importante no es la bacteria, sino el organismo que la albergue. Si ese portador posee un buen sistema defensivo será suficiente para eliminar o impedir que las bacterias se reproduzcan. Por eso resulta muy delicado realizar tatuajes o piercing en personas sometidas a drásticos regimenes de adelgazamiento o que hayan padecido recientemente enfermedades infecciosas.

El manipulador debe asumir que cuando el cuerpo sufre una agresión, cualquier herida, por pequeña y controlada que esté, es una puerta abierta a una infección, pues la barrera de la piel queda anulada. Desde una simple inyección hasta una operación quirúrgica de varias horas, es necesario que las partes internas del cuerpo, fundamentalmente la sangre, no entren en contacto con microbios para evitar las infecciones posteriores. Una septicemia, la propagación por vía sanguínea de una infección localizada, suele ser muy grave. Y si los cirujanos, con sus métodos intensivos de asepsia y esterilización, no han conseguido erradicar las infecciones hospitalarias, mucho menos lo podrán conseguir las modestas cabinas de tatuajes. Así que, es obvio que se hace necesario poner todos los medios para lograr una adecuada esterilización de todos los materiales empleados y una escrupulosa asepsia, tanto del cliente como del manipulador. No basta con tener a nuestra disposición una gran variedad de antibióticos por si la infección se declara, ya que lo más importante es que las bacterias no puedan entrar en el cuerpo. Además, hay que recordar que no se deberían emplear antibióticos como preventivos, una hora antes de la intervención, ya que si no hay bacterias ¿para qué nos sirven? Las infecciones, insisto, se previenen con la adecuada asepsia.

La difusión de enfermedades como el SIDA y la Hepatitis obliga a tomar medidas especiales y a asegurarse del buen estado de salud del futuro cliente antes de manipularle, pues es mejor ser rigurosos en este aspecto, rechazando a un cliente dudoso, que verse involucrados posteriormente en una demanda millonaria. Ahora, afortunadamente, no hay excusas para la negligencia profesional, y la información sobre las enfermedades infecciosas está al alcance de todo el mundo, lo mismo que la forma adecuada para prevenirlas. No se crea que los antibióticos solucionarán las complicaciones, pues hay muchas enfermedades que se resisten a cualquier tratamiento incluso hospitalario, por lo que el uso de guantes, agujas y jeringas desechables, mascarillas y ropa esterilizada, así como desinfectantes ambientales y aparatos para esterilización adecuados, son de uso obligado en las cabinas.

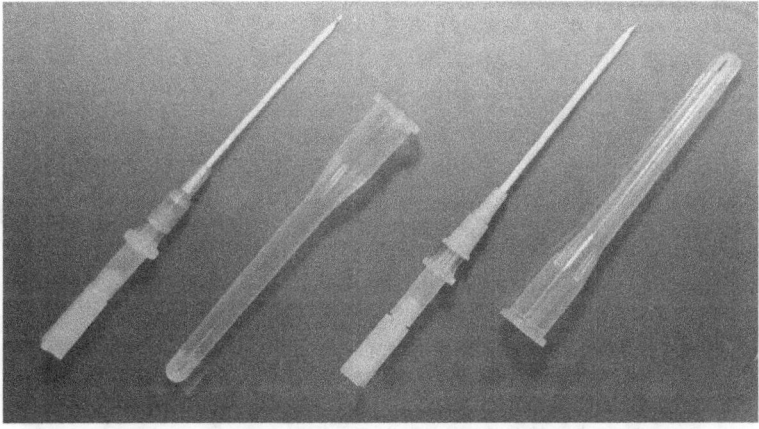

Un problema especialmente preocupante es la infección cruzada, ya que cualquier instrumental que tiene que esterilizarse porque estuvo en contacto con sangre puede potencialmente causar una infección cruzada, es decir: transmitir la enfermedad de una persona a otra. Es por eso que la mayor atención de la esterilización suele estar en los instrumentales que se ensucian con sangre y que luego se vuelven a usar con otra persona.

En los instrumentales desechables los fabricantes utilizan métodos de esterilización industriales, ya que durante el proceso de fabricación no se puede asegurar la esterilidad absoluta, por este motivo cuando termina el proceso de fabricación de, por ejemplo, una aguja o una jeringa, los materiales se envasan y se esterilizan. En este caso lo que se busca es que los microorganismos que están normalmente en el lugar de fabricación sean eliminados. Los desechables han sido sometidos a un proceso de esterilización que se hace en aparatos complejos, mediante métodos por calor húmedo (ropa, gasas, textiles en general), óxido de etileno (un método de esterilización en frío para materiales plásticos que no resisten el calor, fundamentalmente usado en jeringas y guantes) y por rayos gamma. Pero los métodos de esterilización industriales no son aplicables a los hospitales ni a los pequeños consultorios y para ellos existen otros métodos y aparatos, destinados a la esterilización de pequeñas cantidades de material. Los hospitales esterilizan grandes cantidades de material en autoclaves, estufas y aparatos de óxido de etileno, ya que fundamentalmente el material que se esteriliza está destinado a servir para ser utilizado en cirugía, que es la actividad médica que más material estéril consume.

En los pequeños estudios y consultorios la esterilización queda a cargo del profesional que la debe usar, quien necesita una serie de conocimientos elementales sobre el tema, que generalmente no tiene. Hay que saber que la esterilización abarca desde que un material sucio se deja de usar con un paciente, pasando por la forma de limpieza y desinfección más adecuada, el acondicionamiento de este material en los envoltorios adecuados, el proceso de esterilización propiamente dicho, el control de este proceso para verificar que se hizo adecuadamente y su manipulación antes de usarlo. Todas estas etapas tienen sus propias características y forman parte de los conocimientos necesarios.

Métodos de esterilización

Métodos físicos

Calor
La utilización de este método y su eficacia depende de dos factores: el tiempo de exposición y la temperatura. Todos los microorganismos son susceptibles, en distinto grado, a la acción del calor, el cual provoca desnaturalización de proteínas, fusión y desorganización de las membranas y/o procesos oxidantes irreversibles en los microorganismos.

Calor húmedo
El calor húmedo produce desnaturalización y coagulación de proteínas. Estos efectos se deben principalmente a dos razones: El agua es una especie química muy reactiva y muchas estructuras biológicas son producidas por reacciones que eliminan agua. El vapor de agua posee un coeficiente de transferencia de calor mucho más elevado que el aire.

Autoclave
Se realiza la esterilización por el vapor de agua a presión. El modelo más usado es el de Chamberland, donde se esteriliza a 120° a una atmósfera de presión (estas condiciones pueden variar) y se deja el material durante 20 a 30 minutos.

Los autoclaves permiten esterilizar turbinas, contraángulos, plásticos, gomas, etc., son rápidos y los instrumentos de filo se estropean menos que con el calor seco, aunque se pueden oxidar con cierta facilidad. No es aconsejable usar cajas o bombonas cerradas.

Hay una gamma de autoclaves diferentes en el mercado, con varios programas que actúan a temperaturas y presiones diferentes, según el material o instrumental a esterilizar. En general los plásticos, gomas y turbinas se esterilizan a 121° y el instrumental metálico a 134°. Llevan sistemas que avisan si falta agua, si hay falta de fluido eléctrico, sobrepresión y cuándo acaba el ciclo de esterilización y secado.

Caldera

Consta de una caldera de cobre, sostenida por una camisa externa metálica, que en la parte inferior recibe calor por combustión de gas o por una resistencia eléctrica, cerrándose en la parte superior por una tapa de bronce. Esta tapa posee tres orificios, uno para el manómetro, otro para el escape de vapor, y el tercero para una válvula de seguridad. Los diferentes programas son para si esterilizamos material metálico (más temperatura y presión) o material plástico (menos temperatura y presión). Los programas ya llevan el tiempo de esterilización y además, en general, todos los autoclaves, al acabar el ciclo de esterilización, producen un secado del instrumental.

Tyndalización

Esterilización por acción discontinua del vapor de agua, basado en el principio de Tendal que explica que las bacterias que resisten una sesión de calefacción, hecha en determinadas condiciones, pueden ser destruidas cuando la misma operación se repite con intervalos separados y en varias sesiones. Se efectúa por medio del autoclave de Chamberland, dejando abierta la válvula de escape, o sea funcionando a la presión normal. Puede también realizarse a temperaturas más bajas, 56° u 80° para evitar la descomposición de las sustancias a esterilizar, por las temperaturas elevadas.

Ventajas del calor húmedo:
Rápido calentamiento y penetración
Destrucción de bacterias y esporas en corto tiempo
No deja residuos tóxicos
Hay un bajo deterioro del material expuesto
Económico

Desventajas:
No permite esterilizar soluciones que formen emulsiones con el agua.
Es corrosivo sobre ciertos instrumentos metálicos

Calor seco
El calor seco produce desecación de la célula, eliminando elementos tóxicos. Este efecto se debe a la transferencia de calor desde los materiales a los microorganismos que están en contacto con éstos. La acción destructiva del calor sobre proteínas y lípidos requiere mayor temperatura cuando el material está seco o la actividad de agua del medio es baja.

Estufas
Con una doble cámara, el aire caliente generado por una resistencia circula por la cavidad principal y en el espacio entre ambas cámaras, a temperatura de 170° C para el instrumental metálico y a 140° C para el contenido de los tambores. Se mantiene una temperatura estable mediante termostatos de metal, que al dilatarse por el calor, cortan el circuito eléctrico.

Ventajas del calor seco:
No es corrosivo para metales e instrumentos.
Permite la esterilización de sustancias en polvo y no acuosas, y de sustancias viscosas no volátiles.
Desventajas:
Requiere mayor tiempo de esterilización respecto al calor húmedo, debido a la baja penetración del calor.

Radiaciones
Su acción depende de:
El tipo de radiación
El tiempo de exposición
La dosis

Ionizantes

Producen iones y radicales libres que alteran las bases de los ácidos nucleicos, estructuras proteicas y lipídicas, y componentes esenciales para la viabilidad de los microorganismos. Tienen gran penetrabilidad y se las utiliza para esterilizar materiales termolábiles (termosensibles) como jeringas desechables, sondas, etc. Se utilizan a escala industrial por sus costos.

Rayos Ultravioletas

Afectan a las moléculas de DNA de los microorganismos. Son escasamente penetrantes y se utilizan para superficies, especialmente en quirófanos. Los rayos ultravioleta pueden matar los microorganismos al entrar en contacto con el aire o agua, lo mismo que sobre superficies de objetos inanimados. El problema es que aquellos microorganismos que están en movimiento constante en las corrientes de aire de los sistemas de ventilación, al moverse a través de los rayos ultravioleta pueden quedar expuestos sólo una fracción de segundo o un tiempo demasiado pequeño para que el contacto con la energía sea suficiente y los destruya. Por ello, rociar con aerosoles supone un buen medio para desinfectar superficies extensas u objetos con grietas, que de otra manera sería difícil de alcanzar.

Nebulizar el desinfectante en un cuarto es un método para la destrucción bacteriana parcial. La acción contra contaminantes que se desplazan por aire es temporal porque el desinfectante tiende a depositarse en las superficies o es expulsado por el sistema de ventilación. Este procedimiento es potencialmente peligroso para el personal y los pacientes. A menos que todas las superficies sean cubiertas por una capa del desinfectante y haya habido tiempo suficiente de acción, esta será incompleta.

Rayos Gamma

Su empleo esta basado en los conocimientos sobre la energía atómica. Este tipo de esterilización se aplica a productos o materiales termolábiles y de gran importancia en el campo industrial. Puede esterilizar antibióticos, vacunas, alimentos, etc.

Filtración

Se usan membranas filtrantes con poros de un tamaño determinado. El tamaño del poro dependerá del uso al que se va a someter la muestra. Los filtros que se utilizan no retienen virus ni micoplasmas, ya que estos últimos están en el límite de separación según el diámetro de poro que se utilice. La filtración se utiliza para emulsiones oleosas o soluciones termolábiles. Su usa para esterilizar aceites, algunos tipos de pomadas, soluciones oftálmicas, soluciones intravenosas, drogas diagnósticas, radiofármacos, medios para cultivos celulares, y soluciones de antibióticos y vitaminas.

AGENTES ESTERILIZANTES

ANTISÉPTICOS

Alcoholes

Incluye el tolueno. Su acción es alterar la estructura y función de las membranas plasmáticas y desnaturalizar proteínas. El cloroformo y el tolueno son empleados como aditivos en soluciones que se desean mantener libres de gérmenes. Los alcoholes corresponden a los desinfectantes y antisépticos, y son eficaces contra células bacterianas vegetativas, pero no son eficaces contra las esporas. Tienen acción limpiadora al remover los lípidos acumulados.

Ventajas:
Eficaz acción antiséptica
Desinfectante de acción intermedia
Destruye al VIH y al virus de la hepatitis B (VHB)
No es corrosivo para instrumental metálico
Puede ser utilizado para material plástico
Disponible en el mercado.

Desventajas:
No actúa en presencia de sangre o materia orgánica
Puede dañar los acabados de laca de los muebles
Se evapora rápidamente
Endurece materiales de vinilo, látex o goma
Es inflamable.

Yodo

Tiene propiedades esporicidas (esporas), fungidas (hongos) y antivirales importantes. Parece ser que ocasiona la halogenización de las unidades de tirosina de las enzimas y otras proteínas, liberando oxígeno y produciendo la oxidación de los constituyentes celulares de los microorganismos.

El yodo, cuando se usa correctamente, es un desinfectante eficaz, y en combinación con un detergente aumenta su poder destructivo y se transforma en un material no irritante, atóxico, que no mancha. Se necesita de una concentración química de 100 pm, expandiéndose en diversas concentraciones.

Ventajas:
Se utilizan como desinfectantes domésticos para pisos, muebles, paredes, etc., siendo eficaz mientras está húmedo. Lo es más en solución acuosa que en alcohólica, porque en la primera forma su evaporación es más lenta.

Se pueden utilizar como desinfectantes de instrumental, pero para evitar la corrosión hay que agregar nitrito de sodio al 0,2%.

Son bactericidas, pseudomonicidas (pseudomonas) y funguicidas a exposiciones mínimas de 10 minutos.

Matan el bacilo tuberculoso y los virus a una concentración de 450 partes por millón de yodo y con tiempo mínimo de 20 minutos.

Desventajas:
Algunos yodoformos son inestables en presencia de aguas duras, o calor.

El yodo deja manchas en telas y tejidos; sin embargo, su acción es bastante pasajera cuando se usa en forma de yodoforo.

Colorantes

Son empleados para la tinción de bacterias o indicadores, y por su actividad bacteriostática y bactericida tienen aplicabilidad en medicina. Hay dos clases de compuestos colorantes que tienen especial interés como agentes antimicrobianos, y son los colorantes del trifenilmetano y algunos derivados de la acridina. En el laboratorio, los colorantes se emplean para la identificación de bacterias, pero en el campo de la medicina se les usa en el tratamiento de las quemaduras y heridas en aplicaciones oftálmicas.

Órgano-Mercuriales

Causan daño a los microorganismos, ya que actúan desnaturalizándolos al combinarse con las proteínas celulares. Los más efectivos son el mercurio (mercuriocromo y mertiolate), plata (nitrito de plata) y cobre (sales).

Detergentes

Los jabones reducen la tensión superficial e incrementan el poder humectante del agua. El agua jabonosa tiene la propiedad de emulsionar y dispensar aceites y polvo, consiguiendo que los microorganismos sean atrapados por el jabón y arrastrados por el agua.

Hexaclorofeno

Es eficaz contra estafilococos y estreptococos, pudiéndose mezclar con jabones. No es irritante para la piel y deja una película protectora después de su aplicación. Es bactericida a altas concentraciones y bacteriostático a bajas concentraciones. Estos productos se emplean ampliamente en hospitales y clínicas, pero por los posibles daños al cerebro (absorción y paso al torrente sanguíneo) su uso se ha restringido un poco.

Cresoles

Se obtienen de la destilación del carbón. Se pueden mezclar con jabones sin perder su efectividad germicida.

Desinfectantes
y/o Esterilizantes

Cloro y compuestos clorados

Se emplean como antisépticos y desinfectantes por su potente efecto germicida inespecífico.

Ventajas:
Desinfectante de acción intermedia
Muy efectivo contra el BK, VIH y VHB
Barato
De fácil adquisición
Muy útil para descontaminar grandes superficies.

Desventajas:
Se inactiva en presencia de sangre o materia orgánica
Corroe el instrumental metálico en uso muy prolongado
Se deteriora rápidamente (requiere de preparación diaria).

Aldehídos

Son agentes alquilantes que actúan sobre las proteínas, provocando una modificación irreversible en enzimas e inhibiendo su actividad. Estos compuestos destruyen las esporas.

Glutaraldehído

Consiste en preparar una solución alcalina al 2% y sumergir el material a esterilizar de 20 a 30 minutos, y luego un enjuague de 10 minutos. Este método tiene la ventaja de ser rápido y ser el único esterilizante efectivo frío. Puede esterilizar plástico, goma, vidrio, metal, etc.

Ventajas:
Desinfectante de alto nivel
No corroe el instrumental metálico
Es efectivo como esterilizante químico
Práctico para instrumental invasivo delicado (endoscopios, laparoscopios, termómetros, etc.)
No se inactiva en presencia de sangre o materia orgánica
Duración aproximada de 14 días.

Desventajas:
De difícil adquisición en el mercado
Muy caro
Puede irritar piel, ojos y tracto respiratorio
Inmersión de 8-10 horas para esterilización de instrumental
Deja residuos en el instrumental, por lo que se debe enjuagar con agua estéril (no con agua hervida).

Formaldehído
Se utilizan las pastillas de paraformaldehído, las cuales pueden disponerse en el fondo de una caja envueltas en gasa o algodón, que después pueden ser expuestas al calor para una rápida esterilización (acción del gas formaldehído). También pueden ser usadas en estufas de formol, que son cajas de doble fondo, en donde se colocan las pastillas y se calienta hasta los 60° C y pueden esterilizar materiales de látex, goma, plásticos, etc. Las pastillas de formalina a temperatura ambiente esterilizan en 36 horas.

Oxido de Etileno
Es utilizado en la esterilización gaseosa, generalmente en la industria farmacéutica. Destruye todos los microorganismos incluso virus. Se trata de un agente microbiano de amplio espectro que destruye la bacteria en estado vegetativo, incluyendo al bacilo de la tuberculosis, las esporas y los virus. Sirve para esterilizar material termosensible como los desechables (goma, plás-

tico, papel, etc.), equipos electrónicos, bombas cardiorrespiratorias, metal, etc. Es muy peligroso por ser altamente inflamable y explosivo, y además cancerigeno.

Compuestos Fenólicos

El fenol es un producto también llamado ácido carbólico, completamente toxico para los tejidos, corrosivo y de olor desagradable. En soluciones diluidas es eficaz en la piel y no daña los tejidos si su exposición es menor a una hora.

SOBRE LAS MEDIDAS PARA PERFORAR

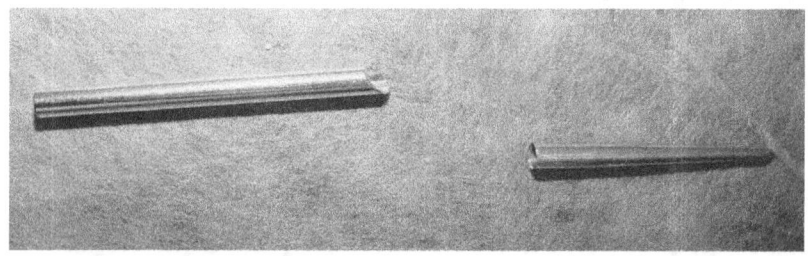

En la joyería corporal generalmente se consideran dos medidas: gauge, y diámetro o largo. La medida gauge (ga) se refiere al calibre o grosor del metal. Hay diferentes sistemas para determinar el gauge, pero el más empleado es el Brown & Sharpe (B&S). Cuanto mayor sea el número, más delgado será el material, por ejemplo: 20 ga es lo más delgado, 18 es un poco más grueso, el 12 mide alrededor de 2 mm de diámetro, mientras que el 2 equivale al grueso de un lápiz. Por lo regular se utilizan calibres en número par, es decir 20 ga, 18 ga, 16 ga, etc., hasta llegar a doble cero, el cual es el grosor más grande dentro de la medida gauge.

El diámetro o largo indica la medida interior de la argolla o en el caso de un broquel se refiere a la distancia que existe entre las bolas de cada lado. Algunas personas se sorprenden sobre el grosor de la joyería, pero hay razones para usar calibres más gruesos. Cuando uno utiliza calibres más delgados de lo recomendado, el cuerpo puede sentir el arete como una astilla y, por tanto, rechazar la pieza. Asimismo, un calibre muy delgado es peligroso ya que si accidentalmente se tira de la joya puede provocar una seria lesión en el cuerpo. No se recomienda usar joyería menor al calibre 16 para perforaciones ubicadas del cuello para abajo.

La relación entre el ancho y diámetro del anillo es muy importante. Cuando el diámetro de la argolla es demasiado pequeño también puede ser rechazado por el cuerpo. Si la argolla es más pequeña que el ancho de la perforación, lograr una buena curación será imposible y pueden aparecer úlceras de difícil solución. La parte de la argolla que traspasa debe mantenerse relativamente derecha.

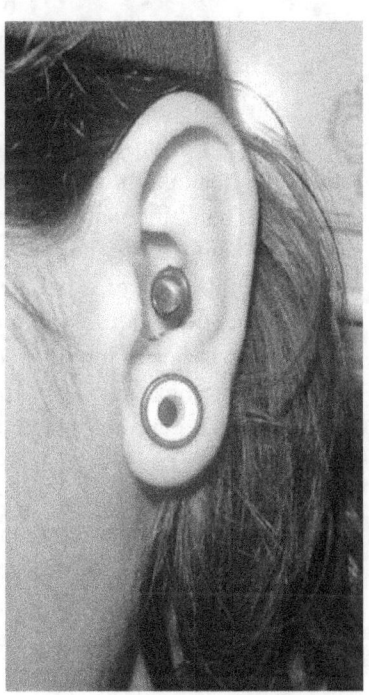

Como regla, el diámetro de la argolla debe ser 4 mm mayor que el ancho de la perforación. También se debe considerar si se va a cambiar la joyería, puesto que las argollas pequeñas, de 13 ó 17 mm de diámetro de calibre 14 son muy difíciles para abrir y cerrar sin pinzas. Y a diferencia de ello, el calibre 14, de 20 mm de diámetro, por ser más grande es más cómodo para abrirlo con las manos.

Cuando se selecciona la joya hay que tener claro cuál es el objetivo: si únicamente va a ser una pieza decorativa, o si con el tiempo se cambiará por otra más pesada.

OPINAN LOS DERMATÓLOGOS

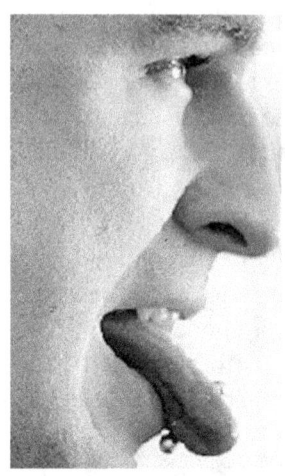

La dermatología es un área de la medicina que tiene como propósito cuidar y proteger la piel, e indudablemente una práctica como el body piercing, que tiene como objetivo colocar piezas de joyería en diversas partes del cuerpo mediante perforaciones diversas, es ya motivo de preocupación y estudio por parte de los dermatólogos, aunque con no pocas controversias. Obviamente, esta moda en algunos sectores de la población es muy importante e influyente, sobre todo en los jóvenes, pues hasta ahora a la población adulta, habitualmente más conservadora, no le llama la atención e incluso le parece grotesca.

Colocarse elementos para decorar y modificar las características del ser humano es una costumbre milenaria y desde hace siglos se han efectuado este tipo de actos. Sin embargo, y posiblemente como antes ocurrió con los pendientes, hay quien opina que algunos elementos pueden ocasionar problemas, básicamente por la calidad del metal que se pueda utilizar o el sitio donde se aplique la perforación. En ocasiones, también pueden presentarse alteraciones en la cicatrización y desarrollar una cicatriz anormal llamada queloide, momento en el cual es necesario retirar el arete o lo que se haya colocado, y eliminar la cicatriz resultante que haya deformado la zona. Esta cicatriz queloide es una alteración de la cicatrización normal y se puede presentar en cualquier persona sin importar su raza, aunque la negra tiene mayor tendencia a obtener cicatrices gruesas o queloides. Ellos desde hace mucho tiempo hacen escarificaciones con algún diseño, precisamente para que cuando cicatricen tomen ese aspecto tan particular de los queloides, siendo especialmente notorios los que se forman en las orejas, hombros, pecho, zonas con mucha tensión o sitios muy cercanos a un hueso, pues mientras más profunda sea la herida más fácilmente se desarrolla este tipo de cicatrización.

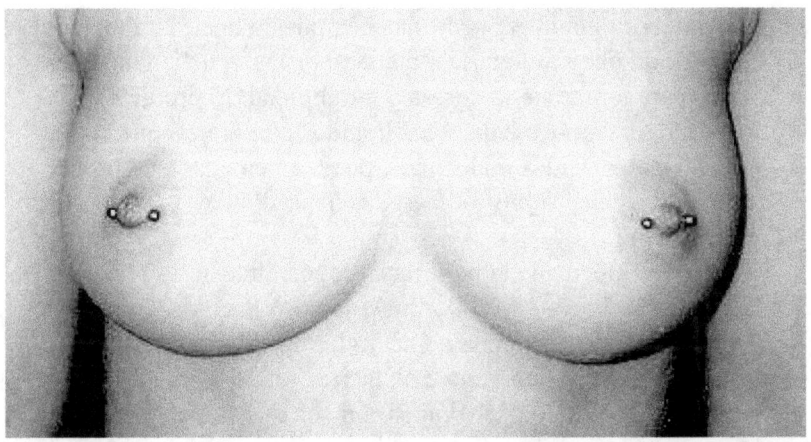

En lo que los profesionales insisten es que el procedimiento a emplear por el operador del piercing debe estar copiado de las técnicas quirúrgicas, puesto que la perforación de la piel es el paso previo para introducir un objeto extraño dentro de un organismo que tiene una respuesta especial. Si no se emplean elementos necesarios como pinzas, guantes, agujas, entre otros, debidamente esterilizados, se pueden desarrollar infecciones agregadas, lesionar estructuras importantes, contaminarse con elementos como son el virus de la hepatitis, sida, verrugas, condilomas, herpes, etc., lo cual se presenta por falta de higiene y de control. Las infecciones implícitas, las más importantes, son la contaminación por agentes bacterianos o virales primordialmente, que se tienen que evitar precisamente con las medidas de esterilización.

Dada la gran diversidad de materiales a emplear (acero quirúrgico, niobio, titanio, oro de 4 K), las alergias son frecuentes e impredecibles, incluso en personas poco predispuestas. El acero quirúrgico, se supone, es un acero altamente templado, casi puro;

sin embargo, muchos de estos materiales pueden tener aleaciones para darles ciertas características, pero si durante el proceso de elaboración se mezcla con una pequeña impureza, puede ser el desencadenante para una reacción de rechazo o alergia.

Con el oro también puede suceder, puesto que es un material muy blando que se altera fácilmente; por tanto, debe tener aleaciones para lograr cierta dureza y durabilidad. El oro de 14 K es una aleación un poco baja, y los líquidos corporales, que contienen elementos ácidos o alcalinos, pueden degradar este producto gradualmente, sobre todo en la etapa donde la herida está recién hecha.

Una vez efectuada la perforación generalmente se recomienda usar sobre la zona Neosporín Dérmico, Vitacilina, Caléndula, Betadine, Blastoestimulina o Quadriderm, pero no todos favorecen la cicatrización correcta e incluso la retardan y favorecen la infección. Por ejemplo, cualquier pomada que contenga corticoides ocasionará un efecto negativo, aunque inicialmente todo parezca correcto. Nada que objetar, sin embargo, al uso de agua y jabón para mantener una herida limpia, dejando los medicamentos para el caso de que surjan complicaciones. Hay desinfectantes bucales muy adecuados, aunque es justo reconocer que los piercing de la boca son los que menos problemas dan en cuanto a infecciones se refiere. Sin embargo, en la lengua el riesgo más importante es el sangrado, porque es un músculo altamente irrigado, pudiéndose dar el caso de que se pierda parte de sensibilidad a los sabores según la forma en que se haya perforado.

Hay quien alerta de la posibilidad de un cáncer generado por las perforaciones en el pezón mamario, pero no hay nada concluyente, aunque cualquier traumatismo o irritación constante puede desencadenar un tumor en un tejido predispuesto. No quiere decir que las perforaciones generen esta enfermedad, pero si el arete posee algunos elementos impropios como restos de arsénico o residuos de algunos otros metales, podría propiciar la generación de un cáncer. También puede suceder que la persona ya tenía un antecedente y el arete lo único que hace es desarrollar el malestar.

También hay zonas que nunca se deberían perforar, como la mejilla, pues se puede lesionar un nervio importante que controla los movimientos de la cara o el conducto salival. Las perforaciones de la nariz pueden traer consecuencias de inflamación en el cartílago e incluso llegar a deformarla. Otros sitios altamente contaminables son la boca, la oreja -cerca del conducto auricular- y los genitales, ya que en esos lugares se presenta una mayor cantidad de bacterias. Las perforaciones en sitios como el pecho, hombros o abdomen, pueden generar cicatrices queloides.

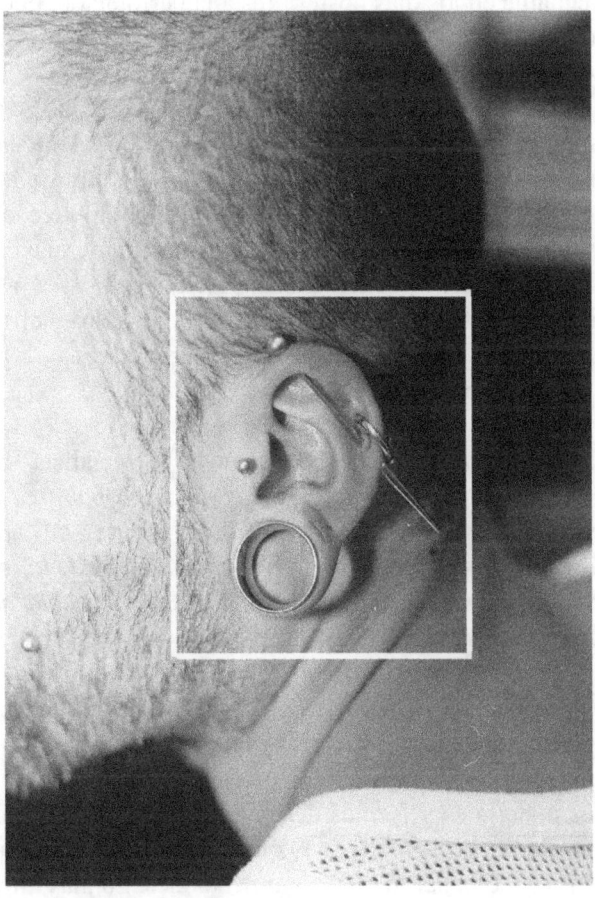

Por el contrario y aunque las bacterias se encuentran en todos lados, es más difícil que una herida seca se infecte, mientras que si está húmeda constantemente, como cuando la persona acude a la playa o en zonas muy húmedas como el pubis, el agua modifica las condiciones normales de la herida y es más fácil que se declare una infección. Durante el periodo de cicatrización es recomendable evitar este tipo de actividades, sobre todo si se perforó una zona gruesa o si la perforación es grande. El agua de las piscinas, por la gran cantidad de cloro que contiene, es poco recomendable en los días posteriores a la perforación, pues lastima los tejidos y altera el tiempo de cicatrización. Por otro lado, hay sitios más delicados como son los que están cerca de los orificios naturales, tales como nariz, boca, ojos o genitales, ya que la persona puede secar la parte externa pero difícilmente la interna y eso podría provocar una irritación. En el ombligo también hay cierto riesgo por ser un lugar plegado de difícil aseo, además de tratarse de una zona corporal de textura muy suave y con zonas en las cuales pueden anidar bacterias. El mal aseo, el material que se haya usado al perforar, los hábitos, el tipo de ropa que se utiliza, etc., son factores particulares que pueden variar de acuerdo a cada persona.

"Existe la creencia –nos comenta un especialista- *de que resulta recomendable orinar después del aseo habitual de los genitales, pues así se realiza una acción de arrastre de cualquier impureza. Esto es cierto en una persona sana, ya que la orina es estéril y la alta acidez que posee suele ser favorable para la cicatrización de la piel".*

Una práctica que comienza a extenderse es la implantación de perlas debajo de la piel, algo que se ha copiado de la mafia japonesa los Yakuzas. Indudablemente el cuerpo humano recibe ya diversos materiales y formas desde hace años, tales como marcapasos, placas, prótesis…por lo que poner perlas de reconocida calidad no debería dar lugar a complicaciones. Lo más importante no es el material en sí, sino la técnica empleada para introducirlo en el cuerpo y su posterior cuidado, pues de todos es sabido que el cuerpo tiene una tendencia natural al rechazo de elementos ajenos a su organismo.

"El branding, las quemaduras que se hacen en la capa externa de la piel para efectuar un diseño, no es algo nuevo, y sabemos que con hierro candente ha sido una práctica habitual. Era como un marchamo de propiedad en los esclavos, pero también una señal de licenciatura para los guerreros, tal y como se hacían los monjes del templo de Shaolín. El problema es que si no se domina bien la técnica se efectuará una quemadura de segundo grado, y eso puede ser muy peligroso. Para minimizar los problemas, se emplea el rayo láser debidamente graduado, aunque también puede generar una cicatriz hipertrófica no deseada".

"Mi consejo es que antes de hacerse una perforación de cualquier tipo se lo piensen bien, ya que en ocasiones es un hecho irreversible, además de las posibles complicaciones. Todas estas manipulaciones no son indoloras y mucha gente se desmaya mientras se lo ponen o cuando están en la calle. Soy especialmente reacio a que se lo pongan los jóvenes, pues a esa edad viven en una crisis existencial permanente y no tienen la madurez completa sobre lo que puede hacer y de lo que va a ser. Modificar el cuerpo no es un juego, ni debería ser una forma de rebeldía, y del mismo modo que por llevar un piercing será admitido en ciertos ambientes, también será rechazado en otros".

MANIPULACIÓN Y CUIDADOS DEL PIERCING

Todos los piercing deben limpiarse durante todo el período de la curación, por lo que se hace imprescindible lavarse las manos cuidadosamente con jabón neutro antes de tocar el piercing durante el proceso de cicatrización. Estos son los cuidados más concretos con cada tipo de piercing:

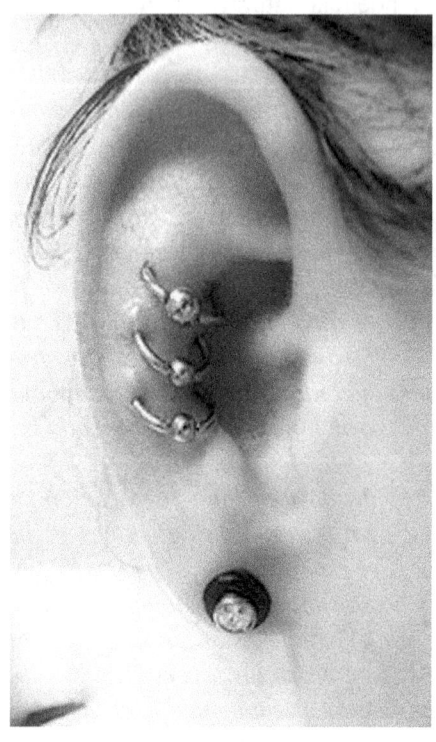

Piercing faciales (oreja, nariz, ceja, etc.):

Lavarlos 2 a 3 veces por día. Remover suavemente con un bastoncillo mojado en agua caliente cualquier costra que pueda haberse formado en el piercing, y posteriormente mojarlo con un agente limpiador o un desinfectante si fuera necesario, moviendo cuidadosamente el piercing para que el líquido penetre en la perforación. Es importante evitar maquillajes o cremas durante el proceso de cicatrización.

Tiempo de cicatrización:
Cartílago de la oreja: 8-12 semanas.
Lóbulo de la oreja: 4-6 semanas.
Ceja: 6-8 semanas.
Fosas nasales: 6-8 semanas.
Entrecejo: 6-12 semanas.

Piercing orales (lengua, labios, etc.):
Existen 2 tipos de piercing orales: internos (como la lengua) y externos. En ambos casos durante la cicatrización debe evitarse el alcohol, las comidas picantes y es aconsejable hablar lentamente y evitar el sexo oral y los besos prolongados. La mayoría de las molestias desaparecerán durante la primera semana. Por

un período de 4 a 6 semanas, los piercing internos deben limpiarse después de las comidas, de beber o fumar. Se puede usar un enjuague bucal antibacteriano sin sabor y enjuagar durante 30 segundos; también pueden hacerse buches con sal. Con respecto a los piercing externos se deben limpiar 2-3 veces por día, durante 6-8 semanas.

Body piercing (pezón, pecho, ombligo, etc.):
Hay que limpiarlos de 2 a 3 veces por día durante 6-8 semanas. Enjabonarse la mano con un jabón neutro y lavar cuidadosamente el piercing, incluyendo el área alrededor del mismo. Humedecer suavemente cualquier costra que pueda haberse formado en el mismo y removerla. Rotar el aro para que entre el jabón, y al enjuagar rotarlo nuevamente para que salga todo el jabón. Aplicar el líquido recomendado por el profesional, pero no usarlo más de 2 semanas y enjuagar el exceso, preferentemente con agua tibia salada para calmar las molestias durante el proceso de curación.

Piercing genitales:
Limpiarlos de 2 a 3 veces por día. La mayoría de los piercing genitales tardan 4-6 semanas, aunque los del clítoris pueden tardar 3-6 meses. Hay que ser muy cuidadoso con el enjuague, ya que el jabón puede irritar la uretra en hombres y mujeres, y la vagina en las mujeres, debiendo poner especial cuidado en no dejar que el jabón entre en la vagina ya que puede causar infecciones. Los piercing deben limpiarse antes de tener relaciones sexuales y a pesar que no se recomienda tener relaciones hasta que el período de curación termine, es obligatorio el uso de preservativo durante este período. Se debe evitar todo contacto oral. Recordar que los espermicidas y lubricantes pueden llegar a causar irritaciones.

NOTAS:
En todos ellos se recomienda muy especialmente el extracto de Própolis para la desinfección y cicatrización. Si la persona es

diabética o está tomando medicamentos anticoagulantes, es muy útil aplicar un poco de arcilla en polvo en la propia perforación, pues cohíbe rápidamente la hemorragia, evita la infección y elimina la costra.

PROBLEMAS DE SALUD

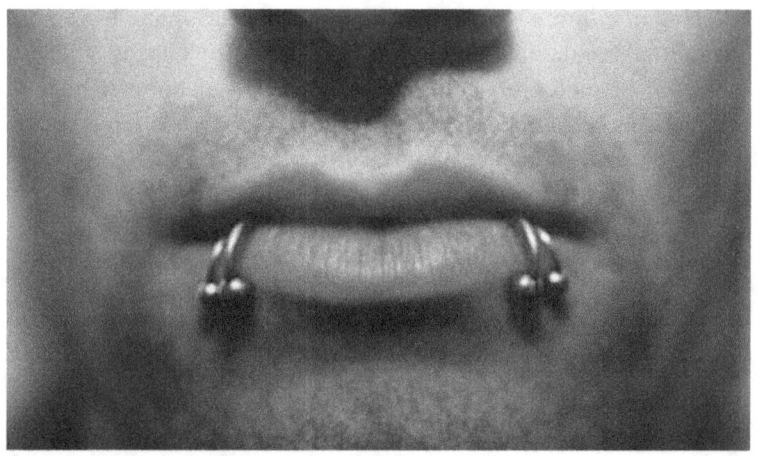

Hay, al menos, un 20% de personas que manifiestan tener problemas en su piel, tanto en los tatuajes como en los piercings, y por supuesto en las suspensiones corporales.

PROBLEMAS MENORES

Aunque se manejan materiales supuestamente analérgicos (que no producen alergias), lo cierto es que por contener metales derivados del níquel se calcula que al menos un 45% de la población acusa **alergias** de intensidad leve o media. Cualquier sarpullido o rojez, así como picores, incluso aunque aparezcan de forma inmediata, pueden ser indicativos de una sensibilidad especial que solamente se corrige evitando ese material. Por supuesto, y salvo que se hagan pruebas previas, el profesional nunca podrá saber que su cliente es alérgico a determinado material.

También son frecuentes las **infecciones** por bacterias, no siempre originadas por el profesional, sino por el propio usuario, quien es frecuente que lo toque repetidas veces al día, efecto mucho más acusado cuando se manipula al hacer el amor. Estas infecciones locales se pueden tratar con cualquier pomada antibiótica, incluso con productos naturales como el Própolis y la Equinácea en extracto. Si no remite al cabo de tres días posiblemente sea necesario el uso de un antibiótico en cápsulas, como por ejemplo Ampicilina, aunque también se pueden utilizar los productos naturales antes indicados.

Las **hemorragias** suelen ser habituales durante las primeras horas, especialmente en zonas ricas en vasos sanguíneos, como el pene o la lengua, en donde el sangrado puede ser importante. Se debe ser muy precavido si la persona está tomando anticoagulantes o incluso aspirina, así como en casos de enfermedades hepáticas o anemias, pues el riesgo de hemorragia es muy alto. La Aspirina suele estar enmascarada con otros nombres (el medicamento Adiro es un ejemplo) lo mismo que sus derivados, ocasionando todos problemas en la coagulación, así como la carencia de vitamina K. Para prevenir estos problemas y salvo contraindicación médica, se recomienda la toma de comprimidos de alfalfa rica en vitamina K o infusiones de una hierba conocida como Bolsa de pastor.

Cuando el piercing se ha implantado en la zona bucal son frecuentes los problemas en los días siguientes. Se relatan casos habituales de dificultad en la masticación, roturas dentales, alteración en la producción de saliva con formación de cálculos, pérdida del sentido del gusto, entumecimiento de la lengua, etc. Los labios se pueden infectar, lo mismo que puede ocasionarse daño en el conducto salival, o lesiones en dientes o encías. La lengua puede quedar entumecida en la punta, declararse necrosis por falta de irrigación, quizá lesiones en el nervio lingual, lesiones por decúbito en paladar blando o riesgo de atragantamiento si se desprende.

En cuanto al piercing en los pezones mamarios, y salvo contraindicarlo durante el embarazo y obviamente la lactancia, no suelen dar problemas, quizá infecciones locales por manipulación durante el acto sexual.

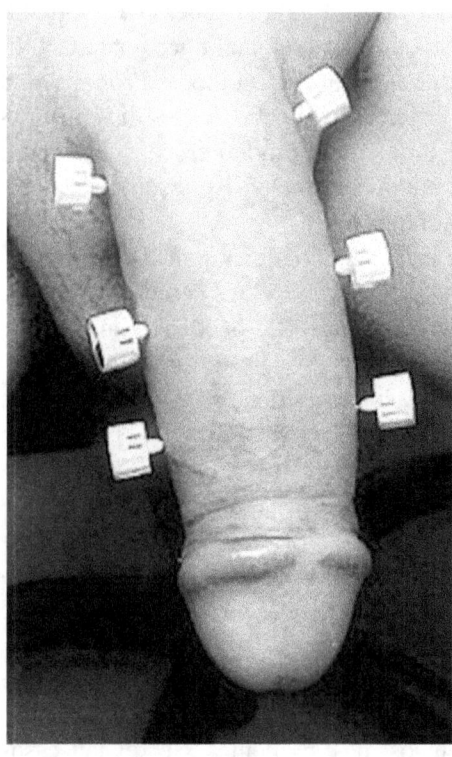

Los genitales masculinos están mejor protegidos que los femeninos, pero ambos siguen teniendo cierto riesgo de infección. En ocasiones hay una disminución de la sensibilidad, hemorragias e incluso parafimosis en el pene, lo cual provoca un estrangulamiento del glande, con secuelas importantes.

Finalmente, y si después de efectuar un tratamiento adecuado el problema subsiste, e incluso la piel está roja y hay ligera fiebre, se hace necesario quitarlo definitivamente, no insistiendo en esa zona. Con frecuencia, el problema radica en que se ha perforado un vaso linfático o un capilar, y la infección corre el peligro de diseminarse. No obstante, estos problemas menores se suelen solucionar con un tratamiento médico precoz y algunos días de descanso, no siendo motivo de alarma para prescindir de ellos si estamos convencidos de llevarlos.

Problemas mayores

Aunque las medidas asépticas están siendo generalizadas en los establecimientos abiertos al público, el hecho de que estas manipulaciones se efectúen también en domicilios privados, con precios tan bajos como la calidad, ocasiona que la higiene sea con frecuencia muy defectuosa, y el personal poco hábil. Nuestra recomendación es clara: solamente acuda a los profesionales debidamente autorizados por Sanidad, con la licencia en curso y el personal debidamente cualificado. Y es que estas prácticas no son tan inocuas como la gente cree, ya que se trata de procesos de cirugía menor, con grave riesgo para la salud si se efectúan mal. La vía de aplicación y el método entrañan, además de los problemas menores antes mencionados, ciertos riesgos de transmisión de enfermedades víricas, Hepatitis B, C, D, y SIDA.

La prevención debe conllevar:

Evitar ponerse piercing los alérgicos a metales en general.

Evitar ponerse piercing las personas con acné moderado o grave.

Comprobar las normas básicas de higiene y esterilidad. Solamente se deben utilizar guantes y jeringas desechables, así como el resto de materiales debidamente esterilizados con autoclave o métodos similares.

Comprobar que el material no esté rallado, oxidado o deformado.

Mantener una escrupulosa higiene de la zona a tratar, así como del profesional, el cual se recomienda porte mascarilla y en ocasiones gorro desechable.

NORMAS DE OBLIGADO CUMPLIMIENTO

El establecimiento deberá poseer un formulario previo de registro de cada cliente, en el cual debe constar la autorización así como cualquier problema sanitario que se considere de interés. En el caso de que el cliente niegue padecer ninguna enfer-

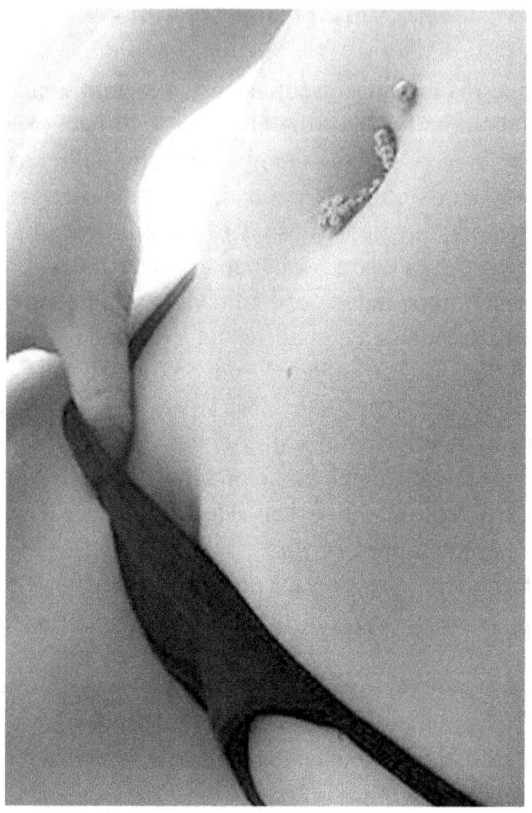

medad potencialmente conflictiva, la firma exonera al establecimiento de posibles reclamaciones. En esta ficha se incluirá la fecha y hora, así como el material que se utilizará, debiendo quizá añadirse aquellas manipulaciones previas que tenga el cliente provenientes de otro establecimiento

Hay que tener especial cuidado en casos de:

Diabetes (la cicatrización es muy lenta).
Si tiene o en su familia hay Hemofilia (ocasiona defectos serios para la coagulación sanguínea).
Si tiene o ha tenido reacciones en la piel con jabones, desinfectantes, etc.

Alergias a la bisutería o metales (indicar qué metales no causan alergia).

Si ha tenido problemas de epilepsia o similares (los enfermos mentales no deberían ponerse implantes, salvo autorización expresa de los tutores).

Si toma medicación anticoagulante (los riesgos de hemorragia incontrolables son altos).

Los piercing se desaconsejan también en los siguientes casos:
Mujeres embarazadas.
Si tienes una dermatosis o dermatitis.
En zonas con psoriasis o vitíligo.
Si tienes tendencia a cicatrices hipertróficas o queloideas. La edad avanzada, por tanto, es un factor negativo. Se desaconseja especialmente en trastornos psicológicos y alteraciones de la personalidad. Ponerse un piercing durante el transcurso de una depresión o como un acto de valentía, conduce siempre a problemas posteriores.

Hay que insistir en que está prohibido hacerse tatuajes o ponerse piercing a los menores de 18 años, salvo autorización escrita de los padres. En esta documentación deberá incluirse el DNI con una fotocopia adjunta para comprobación de los datos. Si los padres acompañan al menor también es preceptiva la comprobación de identidades.

El material desechable deberá abrirse a la vista del cliente y eliminarse en un contenedor adecuado, también en su presencia. La esterilización con alcohol no es fiable, lo mismo que la ebullición en agua durante menos de 20 minutos. Para una mayor seguridad se recomienda la esterilización en una cámara apropiada a 121°C durante 15 minutos.

Si el material se puede alterar por el calor se empleará la solución de clorhexidina, previo lavado enérgico.

Reiterando las recomendaciones, no hay que dejarse tentar por personas que se ofrecen para hacer piercing baratos en su domicilio, o en puestos callejeros que prometen hacer maravillas. Normalmente son gente inexperta y causarán problemas de salud. Por eso, el consejo principal es que se acuda a profesionales con certificado sanitario, con material esterilizado, con conocimientos y ante todo que veamos que la higiene y los instrumentos son adecuados.

CURACIÓN CON PRODUCTOS NATURALES

Si eres una persona nerviosa o ansiosa, antes o durante la perforación es recomendable tomar un té de manzanilla, tila o azahar, ya que son relajantes.

Una vez colocado el arete, se puede usar aceite o pomada de caléndula, de efecto cicatrizante, estimulante y calmante. El áloe vera, aparte de tener propiedades antibióticas, también limpia y cura, contiene propiedades que renuevan y fortalecen la piel, reduciendo la posibilidad de infecciones.

Tampoco hay que olvidarse de esa maravilla denominada Própolis, el cual en extracto y aplicado directamente en la cicatriz, evita las infecciones, cicatriza y evita los queloides. También podemos utilizar extracto de Equinácea, con propiedades similares. Ambos productos se pueden y deberían tomar por vía oral para reforzar las defensas y prevenir posibles infecciones. Otras soluciones naturales son el cobre catalítico, unas ampollas que se aplican directamente sobre la herida, evitando las infecciones.

Resulta de gran interés la arcilla roja, ya que aplicada directamente cuando hay un pequeño sangrado detiene la hemorragia, elimina el dolor y evita la infección. Un simple lavado con agua posterior la elimina totalmente.

Puesto que hay que lavar dos veces al día la perforación, se recomienda un jabón de avena o caléndula, quitando las posibles costras con un bastoncillo humedecido en aceite de áloe vera; si no se hace así es posible que se rasgue la parte interna de la perforación.

Si notamos que la piel se encuentra inflamada, podemos aplicar fomentos con infusión manzanilla dulce o agua caliente con una pequeña cantidad de sal; ambos son relajantes y ayudarán a desprender los residuos de la carne muerta que se acumulan sobre la perforación.

Durante el periodo de curación es recomendable no usar ropa ajustada, dejando que la piel transpire para conseguir una pronta recuperación.

¿CÓMO CUIDAR TU NUEVA PERFORACIÓN?

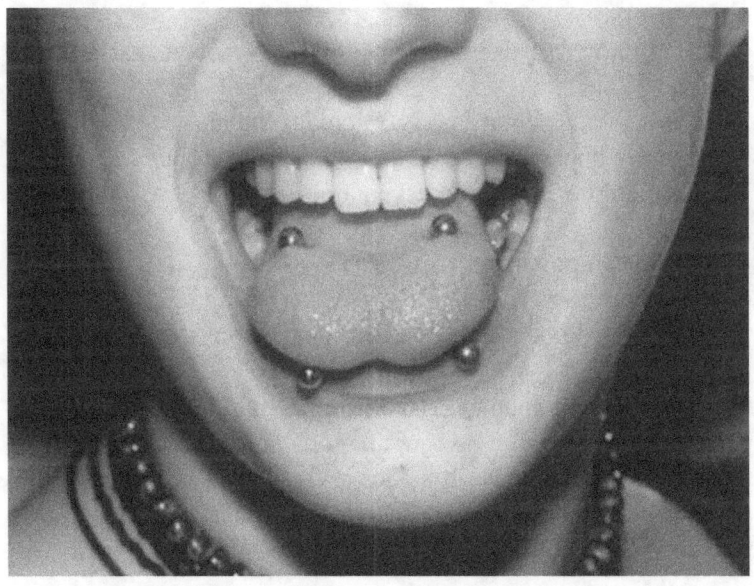

Una vez colocado el aro, el éxito de una buena cicatrización depende básicamente de la importancia que se le dé a la higiene y al cuidado especial durante todo el período. Anteriormente se le daba énfasis a los antisépticos, pero una buena cicatrización no se basa solamente en poner mucho antiséptico sobre la perforación, ya que es más importante la limpieza con solución salina o suerofisiológico, los cuales por osmosis hacen que la supuración y demás residuos salgan. Luego es conveniente hacer asepsia, dos veces por día, ni más ni menos, ya que los antisépticos pueden irritar la piel en proceso de recuperación. Por eso recomendamos limpieza, primero sacar la suciedad y luego desinfectar. No siempre son recomendables cremas cicatrizantes, ya que la cicatrización lleva un tiempo natural para completarse, y las cremas pueden hacer que cicatrice solamente la capa superior de la piel, dejando el interior sin cicatrizar, con suciedad y pus, lo que acarrea a una infección.

ANTISÉPTICOS SUGERIDOS

Pervinox (rebajado con agua al 50 % o enjuagar a los 10 minutos)
Terracortril (pomada con corticoides, no más de dos días)
Es muy bueno usar Agua de Codex o de ALibur
Extracto de Própolis (de venta en herboristerías, muy recomendado)
Arcilla en polvo.

MÉTODOS SUGERIDOS DE LIMPIEZA

En una taza con agua caliente diluir sal marina (o suero fisiológico) y poner compresas para que toda la suciedad sea ablandada y expulsada. Una vez quitados los residuos (pus, cáscara, fluidos) lavar con agua y jabón líquido antibacteriano, o jabón neutro con avena, poniendo un antiséptico.

EVITAR

· Usar ropa ajustada porque puede causar irritaciones debido al roce y la falta de aire.
· Fuentes, mar o cualquier depósito de agua; el único lugar limpio es la bañera casera.
· El contacto con fluidos de otros cuerpos.

· Nadie debe tocar con las manos el aro nuevo, y para hacer la limpieza hay que lavarse bien previamente, teniendo en cuenta también las uñas.

TIEMPO DE CICATRIZACIÓN

La herida puede parecer cicatrizada en poco tiempo (4 a 6 semanas). Sin embargo, hasta que la piel esté totalmente regenerada puede pasar un año. Si es necesario cambiar la joya, mejor que lo haga la persona que la colocó. Las perforaciones en el cartílago, ombligo y pezón suelen tardar en curar, por lo que se recomienda tener una higiene estricta en la zona.

A TENER EN CUENTA

· En el primer tiempo de cicatrización, si la zona se irrita o se pone de color rojo no hay que preocuparse; es simplemente una reacción del cuerpo ante un agente nuevo. Si supura significa que el cuerpo está eliminando las impurezas, pero es imprescindible limpiar regularmente la zona mediante compresas o baños salinos. También es posible que exista rechazo al metal empleado.

· Si se siente ardor o picazón en la zona, si se torna de un color raro o continúa irritada después de varios meses, o simplemente duele, es posible que exista una pequeña infección. Esto puede ser por que la joya no es la adecuada, el antiséptico causa irritaciones, la asepsia ha sido defectuosa, o simplemente porque el cuerpo no se acostumbra al aro. En estos casos, dar más énfasis a los cuidados, es decir a la limpieza. Hay que tener en cuenta que cada lugar y cada persona son únicos y especiales. Por eso, siempre que se tenga alguna duda recomendamos que se consulte al profesional que perforó.

· Una perforación es una pequeña herida, la cual expone a la sangre a cualquier tipo de infección sanguínea como el SIDA,

Sífilis o Hepatitis B. Por lo tanto, es primordial evitar el contacto con los fluidos de otras personas hasta que la cicatrización termine, especialmente en la lengua y los genitales.

GENITALES

Deben ser especialmente cuidadas y limpiadas las perforaciones en esta zona. Recomendamos usar preservativos en todas las relaciones sexuales durante las primeras tres semanas, garantizando así la higiene en la herida y evitando el contagio de enfermedades de transmisión sexual debido a la herida.

LENGUA

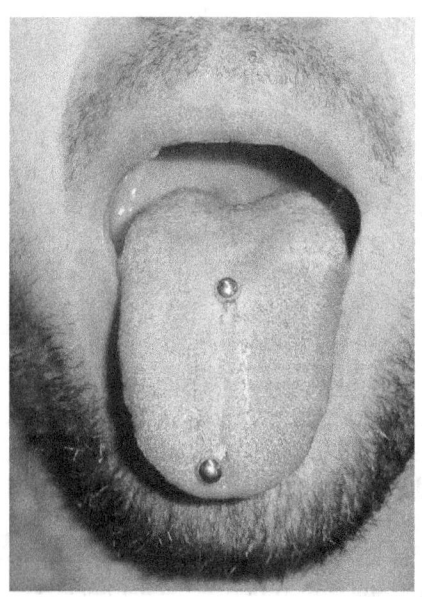

Lo primordial en la cicatrización de la lengua es seguir una dieta líquida que sea fácil de comer y a la vez debe dar al cuerpo la energía que necesita para cicatrizar rápido. Se recomienda especialmente yogurt, puré de verduras, sopa tibia, frutas, zumos y suplementos de Vitamina C y A. Hay que evitar los primeros días hablar demasiado, fumar, comidas grasas o muy calientes y tomar alcohol (impide que coagule la sangre). Ayuda bastante chupar hielo o cosas frías para bajar la inflamación, hacer enjuagues con algún antiséptico bucal con poco contenido alcohólico, o mejor simplemente con agua salada.

RELACIÓN ENTRE BODY PIERCING Y ACUPUNTURA

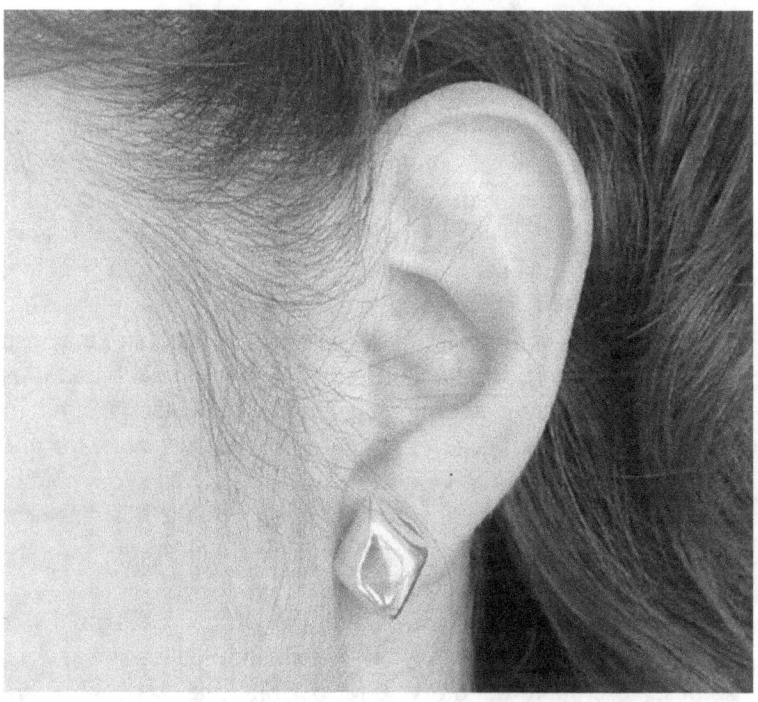

Desde que vi por vez primera el procedimiento para poner un piercing me pregunté la posibilidad de que, relacionándolo con la acupuntura, se pudiera aportar alguna mejora en la salud del portador. Si como sabemos, la acupuntura es un tratamiento que se basa en insertar agujas en determinados sitios y que la permanencia es variable, si en lugar de una aguja minúscula se inserta otra un poco mayor, quizá se podrían lograr beneficios importantes. El problema es que la mayoría de las personas que hacen perforaciones desconocen qué sitios son los más recomendables, según la acupuntura, para disfrutar no sólo de la estética que nos brinda una perforación, sino de los beneficios que se pueden conseguir simultáneamente. Aunque en ambas prácticas clavar la aguja sea lo esencial, los fines y los significados son diferentes.

Todo lo que se realiza con el cuerpo, referido a tatuajes, cicatrices artificiales u otros tipos de adornos, en el pasado tenían alguna finalidad, ya sea mística o religiosa, era parte de su cultura. Sin embargo en la actualidad se ha perdido, es simplemente la búsqueda de un efecto estético, quizá buscando solamente el impacto visual de quien mira.

Dentro de las perforaciones más comunes se encuentra la del lóbulo, algo que hasta ahora era utilizado solamente por las mujeres; portar un pendiente en el caso de los hombres era considerado como símbolo gay. Hoy la perforación del lóbulo la usa cualquier sexo, en cualquiera de las orejas y el objetivo principal es la estética. Sin embargo, en la acupuntura el punto del lóbulo tiene conexión con el sentido de la vista, y justo en su centro existe un punto que se llama ojo. Se sabe que en el pasado los aretes en este lugar se empleaban para aumentar la agudeza visual, y en cierta época era asunto de supervivencia, ya que quien no veía bien estaba expuesto a que las fieras lo devoraran. Obviamente las perforaciones eran hechas con medios más brutales, ya fuera con madera o con pedazos de piedra, pero siempre con el mismo fin: ver y oír mejor.

Ahora la investigación ha encontrado ya en la oreja alrededor de 150 puntos importantes, y en las niñas, desde los seis meses, se busca ese punto del ojo y se les perfora, pues las beneficiará por el resto de su vida. Y es que en la acupuntura cada punto tiene una reacción, ya que en esta práctica lo que se busca es incrementar la energía del ser humano para proporcionarle un mayor grado de estimulación y estabilidad.

En el cuerpo existen alrededor de 1.500 puntos y su manipulación causa efectos específicos sobre el cuerpo, alma y espíritu. La acupuntura tiene cierta energía vital comparada con la eléctrica; cualquier enfermedad empieza con el desequilibrio de la energía y con el tiempo se extiende hasta manifestarse en la parte material.

Hay algunos puntos de gran interés, particularmente el punto Shen-Men, pues es un punto psíquico predominante, con excelentes resultados en problemas de drogadicción, ubicado en la concha de la oreja. También hay otros puntos que se pueden localizar muy fácilmente, que brindan hasta medio centímetro de tolerancia para ejercer su función; sin embargo, hay otros que son muy exactos. Cualquier manual de acupuntura nos indicará con exactitud el punto deseado y los beneficios sobre la salud.

Hay quien asegura que las perforaciones piercing que se realizan en los genitales son estupendas para aumentar las sensaciones placenteras, especialmente en la mujer cuando es el varón quien las porta, pero para estos casos se hace necesario disponer de un medidor de energía para determinar los mejores puntos sin obstruir el paso de la energía corporal. Perforar el clítoris, por ejemplo, con una argolla de oro aporta beneficios muy peculiares, ya que este metal tiene propiedades particulares y en esa zona pasa una corriente identificada como el Vaso de la Concepción que está relacionada con el sexo y, por supuesto, con la concepción.

Debajo de la lengua existen dos puntos ubicados en las venas, de gran importancia ya que tienen como particularidad un significado esotérico, pero aunque son simétricos no tienen el mismo nombre. También existen unos puntos en el pecho que de un lado se llaman sol y del otro luna, porque el lado izquierdo del hombre no es igual al lado izquierdo de la mujer; son como las manos o el Ying Yang. El Yang es la energía masculina, el sol, lo duro, el día, lo caliente, etc. El Ying es la energía femenina, la Luna, suave, blanda, noche, frío, etc.

Tanto en la acupuntura como en el body piercing la lengua está ligada al placer sexual, y los puntos que se localizan por debajo de ella están relacionados con la magia sexual taoísta. Según los expertos, la corriente en el cuerpo es conocida como Gran Circulación de la Energía, constando de 12 meridianos que a su vez son gobernados por los Vasos. Ambos nacen cerca del ano, uno se llama Vaso Gobernador, que corresponde al primer punto que se encuentra entre el ano y el cóccix, sube a través de la columna, pasa por la cabeza, la frente y termina entre la nariz y el labio, es decir, en la parte interna que corresponde a la encía;

ahí la energía se sumerge al interior del cuerpo hasta llegar al perineo y, posteriormente, comienza a subir y rodea los órganos sexuales. El punto dos, Vaso de Concepción, se ubica entre el ano y los órganos sexuales, sube por la línea media y termina en la barba, en el hueco abajo del labio inferior y otra vez se introduce para reaparecer y formar en el cuerpo una figura similar al número 8.

Una de las perforaciones más solicitadas es la del ombligo, ello sin conocer que en la acupuntura es uno de los lugares más importantes y con mayores beneficios para el portador. Aproximadamente dos o tres dedos abajo del ombligo existe un punto conocido como el Mar de la Energía, el cual es el centro de toda la energía del cuerpo. En japonés se le conoce como Hara, de ahí viene el Hara-Kiri, que al cortar con una daga el Hara se ocasionaba la muerte; es un punto de extrema importancia.

Hay libros sobre el África Negra donde aparecen mujeres desnudas únicamente con un cinturón, con el objetivo que éste una los puntos que puedan proteger al Hara, volviéndose invulnerable contra las influencias, brujerías o malas vibraciones. Definitivamente creo que es el punto más importante, ya que si se daña se pierde el sentido de la vida. Sin embargo, esto no ocurre con una perforación, pero cuando se perfora el ombligo con una argolla de oro se tonifica el cuerpo. Para conocer la gran energía que se concentra en el punto del Hara se puede hacer la prueba con un cable de luz. Primero se descubren los alambres de cobre, se pasa el cable alrededor de la cintura y se unen las puntas haciendo un nudo que permanezca en el punto Hara, y con ello la persona obtendrá fuerza y seguridad.

La perforación del ombligo se puede considerar como si se hubiera perforado un lago cerca del mar -el Mar de la Energía-. En ocasiones, la persona sentirá mayor energía y tendrá la necesidad de manifestarla.

En el caso de los pezones, la acupuntura los considera casi intocables, pero en el body piercing aparte de la estética, pueden ser utilizados para el placer sexual y el sadomasoquismo. Existe el punto 17 que pasa exactamente por el centro del pezón, un punto intocable para la acupuntura, pero si uno no tiene quistes, tumores o algo llamativo, entonces posiblemente una perforación será muy efectiva para proteger contra cualquier tipo de problemas en los senos.

Finalmente, se recomienda que siempre que se realice una perforación sea bajo estrictas medidas de higiene; además, es importante que se realice una autoobservación durante los siguientes tres meses posteriores para detectar si existe algún cambio, y en caso de que éste fuera demasiado severo, acudir con a un acupuntor o perforador.

DECLARACIÓN DE UN EXPERTO

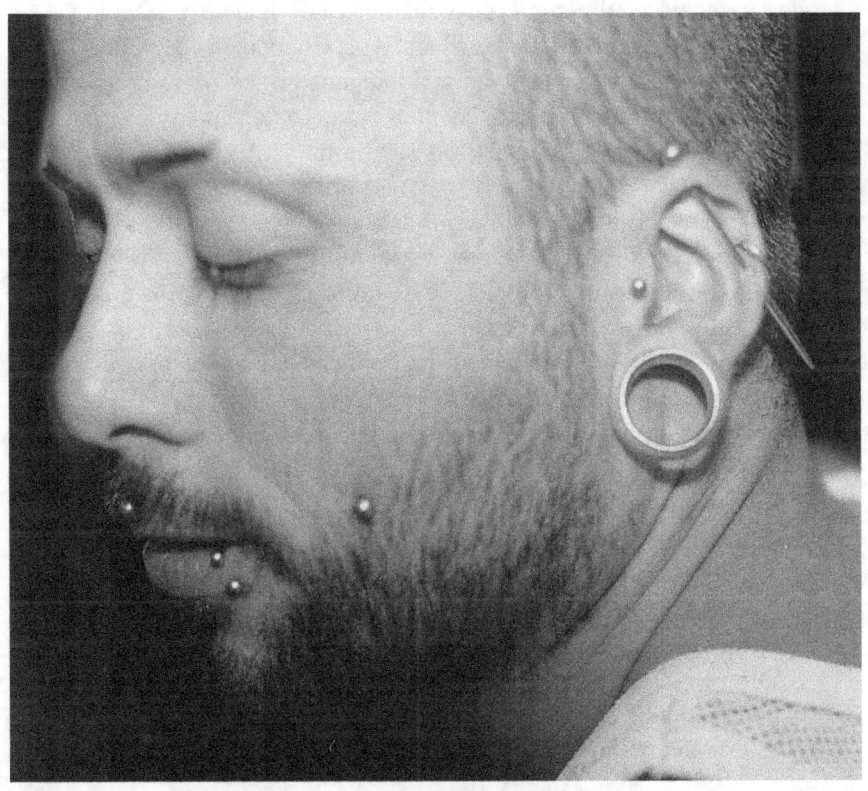

¿Hay un tipo de persona que sienta un interés especial por el pearsing? ¿Quizá está determinado por la edad, por la clase social?

Bien, aunque el público es todavía mayoritariamente joven, la edad cada vez condiciona menos, una vez que se ha roto la barrera del pudor o el qué dirán. Y esto debo ampliarlo incluso al sexo, pues la llegada de los varones iguala las cifras.

¿Cuál es la principal motivación? ¿Estética? ¿Llamar la atención? ¿Vanidad?

Hoy por hoy lo mezclaría todo. Hace quince años, cuando llegó esta moda o costumbre procedente de Alemania, no teníamos claro qué es lo que se buscaba, y creo que ahora seguimos sin poder encontrar una sola causa. En la medida en que las perforaciones han llegado a todas las partes del cuerpo, la creencia de que es un medio como otro cualquiera de llamar la atención está siendo desplazada por otros motivos. Cuando una persona se coloca un piercing en la lengua, pongamos por caso, no pretende atraer las miradas en la calle, pues para eso tiene métodos más tradicionales como el peinado o la vestimenta. Esa señal solamente será percibida en las distancias cortas e incluso me atrevo a decir que solamente en la intimidad.

¿Queremos resaltar facetas de nuestra personalidad u ocultarlas con estos adornos? ¿Demandan más los tímidos o los osados?

Es que todo está cambiando mucho. Antes eran las personas osadas, inconformistas con las normas, quienes buscaban ponerse un piercing casi como un reto, una provocación, un deseo de discutir sobre el derecho a la individualidad; pero ahora lo considero más una moda, algo que posiblemente perdure muchos años.

Pero las modas cambian rápidamente...

Es posible que asistamos dentro de poco a una gran transformación e incluso a una masificación de este nuevo arte estético. Ahora la aceptación es muy alta, lo mismo que los tatuajes, encontrándonos que suelen ir parejos, y quien se pone un piercing termina también con algún tatuaje.

Sin embargo, y a diferencia del tatuaje, el piercing ha sido considerado inicialmente como síntoma de marginación, de grupos gays y lesbianas...

Eso es porque no conocen la historia. Además de los piratas, hay numerosos pueblos nómadas que han portado como señal distintiva las perforaciones y sus numerosos accesorios. También lo han llevado algunos ejércitos, lo que deja bien claro que eso de considerarlo un signo de afeminamiento no es correcto.

Para la gente de la calle quien se pone un piercing solamente busca llamar la atención, pero tú insistes en que no es así.

Si hablo por mí no es posible, pues me considero una persona discreta. Tampoco me lo pongo para estar más guapo, aunque indudablemente si no me viera bien no me lo pondría.

Entonces ¿quién se lo hace más, la gente fea o la agraciada?

Ahora está tan difundido que no encuentro diferencia. Lo que sí es cierto es que hay más mujeres interesadas que hombres.

¿Qué zona eligen? ¿La cara o lo que no se ve?

Casi siempre empiezan por el ombligo o la oreja. Luego continúan con la lengua y terminan en los genitales.

¡Qué me dices!

Es cierto, pero esto solamente lo sabemos quienes nos dedicamos a ponerlos, pues es obvio que la gente no puede comprobar este detalle.

¿Hay muchos casos de abandonos prematuros?

No, y cuando ello ocurre es por motivos sociales, sea con los padres o más frecuentemente en el trabajo. Si una persona que lleva un piercing recibe varias negativas de empleo por esta causa, indudablemente terminará quitándoselo. No es lógico que esto sea así, pues para desempeñar con eficacia un empleo solamente se necesitan conocimientos adecuados, y el hecho de llevar un pendiente o un tatuaje no debería condicionar al empresario. Indudablemente la sociedad es menos permisiva de lo que aparenta.

¿Puede existir rechazo?

Se dan casos hasta de que un taxi no se pare o que no te dejen entrar en determinados restaurantes o discotecas. Incluso si entras en un banco, los propios clientes te miran de lado, con cierto desprecio. Por supuesto el vigilante se pone en alerta y si vas a pedir un crédito o sacar dinero, las precauciones son mayores que si vas vestido "normal". Creo que el rechazo con los piercing es más intenso que con los tatuajes, pues para muchas personas vernos con esas perforaciones le produce cierto malestar físico, lo que se conoce como repelús. Indudablemente mi imagen es atípica, pero creo que deberíamos valorar solamente el carácter, el comportamiento, la personalidad. No creo yo que una persona que va de traje y corbata, o una mujer con un vestido de diseño sea a priori una buena persona. Eso hay que demostrarlo.

Sin embargo, cuando es una persona famosa la que lo lleva el carisma parece incluso que le aumenta con estos embellecedores corporales.

Exactamente. Si se trata de un futbolista de élite se le encuentra incluso atractivo y sus admiradores llevarán ese mismo piercing para identificarse con su ídolo. Y eso mismo va con los cantantes o actores del cine.

Dentro de mi perspectiva, la de una persona que no lleva ninguno de estos elementos, el sentimiento casi es de pena, pues me imagino que os debe doler mucho, con la piel agujereada en sitios que aparentemente son muy sensibles.

Eso es como el tema de las suspensiones corporales. Los espectadores sienten dolor por vernos a nosotros sufrir. Indudablemente cuando te cuelgan hay dolor, desde el principio al fin; no estamos más insensibilizados corporalmente que nadie. Si tuviera que escoger una escala del dolor, lo pondría en el primer puesto pero multiplicado por tres.

¿Y por qué lo hacéis? Claro que también hay personas que hacen deportes de riesgo y dolor…

Habría que diferenciar las cosas. Está el dolor físico y el psíquico. Lo que más duele es la creencia de que eso debe ser necesariamente doloroso, pero que debemos continuar porque nos hemos comprometido a ello. Un símil son las desventuras de la vida. Somos más capaces de soportar el dolor físico que el psíquico. Cuando nos relatan un hecho terrible, una matanza, el dolor de unos niños, nuestro sufrimiento es más intenso y dura más tiempo que el dolor físico.

¿Cuánto tiempo tardáis en acostumbraros físicamente al dolor de una perforación?

Dependiendo de la zona, pero desde que te haces la perforación hay una escala de sensaciones molestas. Al principio es como un cosquilleo pero al día siguiente aparece el dolor, como en cualquier herida. En las fechas posteriores aparece una secreción linfática que intenta cicatrizar y formar costra en el interior. Si lo consigue el dolor aumenta, pero si no lo tocas y lo mantienes estéril, se lleva muy bien a partir del segundo día. Obviamente, si es una zona de contacto habitual con la ropa, o que implique cierto roce con las manos, la zona estará sensible mucho tiempo, pues estamos manipulando la herida.

¿Existe algún peligro una vez que cicatriza?

El peligro siempre existe, tal y como ocurre con los pendientes. Si existe alguna complicación recomendamos que acudan al mismo centro que se lo implantaron, nunca a un médico, pues ellos preferirán que te lo quites e incluso se negarán a curarte si insistes en conservarlo. Lo importante es conseguir que drene al exterior, ya que no estamos adaptando a un cuerpo extraño contra el cual luchan los leucocitos.

¿No es posible una mala técnica en la persona que te lo pone?

La mayoría de las complicaciones son por esta causa. Cuando perforamos una zona rica en capilares sanguíneos los podemos obstruir y dificultar el riego sanguíneo, favoreciendo además las infecciones.

¿Qué materiales son los más idóneos para evitar el rechazo?

Hay que partir de la base de que cada cuerpo es un mundo y que si lo quiere rechazar tarde o temprano lo hará. Ahora bien, solemos trabajar con materiales muy adecuados, como el acero quirúrgico, aunque suele contener una pequeña porción de níquel que ocasiona problemas en algunas personas. De cada mil personas al menos tres son alérgicas a este material.

¿Qué ventajas tiene trabajar con metales nobles, e incluso con plásticos?

Un material muy adecuado es el teflón, pues posee propiedades antialérgicas, es muy liviano y muy dúctil. La plata, sin embargo, no es aconsejable, pues se oxida con facilidad y ese elemento es muy corrosivo. De todas maneras, hay lugares en los cuales el rechazo será muy improbable.

¿Qué hay de esa técnica de poner un piercing en un determinado punto de acupuntura, como se hace para adelgazar?

A mi me parece muy interesante, pero hay que conocerlos muy bien. Podría ser una forma muy interesante de profesionalizar el piercing; intentar encontrarle una aplicación terapéutica.

Elucubrando con las posibilidades, a mi se me ocurre que determinados metales, como el oro y el cobre, podrían ser utilizados más por sus propiedades terapéuticas que por su efecto estético. Por ejemplo, el oro para retrasar el envejecimiento y el cobre para casos de reumatismo.

Creo que podría ser una buena idea.

¿Preparáis psicológicamente a la persona antes de trabajar en ella?

Creo que no es necesario, pues quien viene a nosotros ya sabe lo que quiere. Lo importante es mostrar una buena imagen profesional y no dar consejos o sermones si no los piden. Hay otras personas que vienen muy ilusionadas, que quieren aprenden y disfrutan con estas técnicas. Indudablemente como clientes son muy agradecidos.

¿Pero llegan bien informados?

No, solamente conocen el aspecto estético; ni siquiera saben los metales con los cuales trabajamos, ni el tiempo que se necesita para que el piercing se consolide. De todas maneras, hay que tratar de informar con corrección.

¿Qué ocurre cuando una persona se lo tiene que quitar por razones diversas, trabajo o familia?

-Bueno, es importante resaltar que no todas las perforaciones dejan marca, y la mayoría desaparecerán con el tiempo dejando una minúscula señal, salvo que el tamaño de la perforación haya sido grande. Hay zonas, sin embargo, como la nariz, que es fácil que dejen marca indeleble. También es importante el tiempo que haya transcurrido, pues las perforaciones antiguas no desaparecerán, siendo igualmente determinante la raza. Los negros, por ejemplo, soportan mejor estas manipulaciones, lo mismo que las mujeres en general.

-¿Qué tipo de preparación previa realizáis a la piel?

-Primero desinfectar con solución yodada, aunque una vez puesto no es conveniente emplearlo de nuevo, ni mucho menos poner alcohol.

-¿Y después?

-Al llegar a casa recomendamos limpiárselo con agua tibia y un jabón suave. No interesa emplear jabones antisépticos porque resecan demasiado, a no ser que se haya infectado. A los dos o tres días puede comenzar una ligera secreción linfática y la formación de la costra. En ese momento los lavados deben ser frecuentes para ablandar esa costra, pero de forma muy suave para que no forme queloides o tejidos cicatrizales que salgan hacia fuera.

-¿Qué zonas son las menos problemáticas?

-Insisto en que el riesgo siempre existe y que todo depende de la persona. Zonas poco delicadas son los pezones, y si la perforación es correcta y se hace lentamente no hay problemas. El lóbulo de la oreja, sin embargo, es más delicado y es más frecuente que supure, salvo que se haga en la niñez. Una vez consolidado el implante se invierte el riesgo, pues lo pezones pueden desgarrarse con mayor facilidad en personas sexualmente activas que la oreja.

-¿Y el clítoris?

-No me gusta hacerlo en esa zona, aunque en ocasiones me lo han solicitado para el capuchón; lo que podíamos denominar como el prepucio femenino.

-¿No hay problemas durante el coito?

-No, en absoluto, y lo mismo ocurre con el pene. En este caso se pone en el glande, aunque no todas las mujeres se sienten a gusto haciendo el amor con un hombre que lo lleve. Depende de su vagina. Si es grande no hay problemas y la satisfacción es muy intensa.

-¿Es caro ponerse un piercing?

-Cada vez es más barato a causa del intrusismo, e incluso hay gente que lo hace en sus propias casas. Eso es muy peligroso, pero tendrán que aparecer los primeros problemas para que la ley sea muy severa con esas personas. Como verás, en este establecimiento todo está en orden, con la máquina de esterilización, los utensilios desechables, la camilla, en fin, una higiene absoluta; casi tanto como la que hay en un quirófano. Cuando tengo un cliente dedico más tiempo a preparar todo para que no haya problemas que en efectuar la perforación y colocar.

-¿De dónde proviene el material empleado?

-Los joyeros están ya teniendo en cuenta este mercado todavía joven, pero la mayor parte del material todavía proviene de países como Alemania, Inglaterra y Estados Unidos. En esos países hay centros de gran reputación que facturan muchos millones al año, pero su calidad es extraordinaria y se aproximan a las joyas. Además, sus materiales vienen con un certificado de calidad, especialmente en cuanto al contenido de níquel.

PREGUNTAS MÁS HABITUALES

-¿Cómo hay que prepararse para una perforación?

-No es necesaria ninguna preparación minuciosa, pero si se tiene alguna enfermedad que pudiera afectar el proceso es conveniente que se consulte primero al médico. Además, es bueno comer algo antes de perforarse y estar completamente sobrio.

-¿Duele hacerse una perforación?

-Sí, pero menos de lo que la gente se imagina. Generalmente comentan: "dolió menos de lo que me esperaba". Esto es porque actualmente se han mejorado las técnicas para poner el piercing lo menos doloroso y lo más humano posible.

-¿Es posible anestesiar la zona que se va a perforar?

-Existen varias razones por las que no se usa anestesia: Sólo médicos profesionales deben aplicar inyecciones de Novocaína, y una perforación bien hecha duele menos que la aplicación de la anestesia. Además, las anestesias de carácter superficial, como sprays o pomadas, no se recomiendan para todas las perforaciones, ya que sólo adormecen las mucosas, es decir no causan efecto sobre la piel.

-¿Duele una vez que ha sanado?

-La sensibilidad que se presenta con una perforación generalmente disminuye durante el proceso de curación.

-¿Cuánto tiempo tarda en sanar?

-El tiempo de curación varía según el tipo de perforación que se haya elegido; además, también puede alterarse de acuerdo con el cuidado que se tenga y de la capacidad de sanar del propio cuerpo. Por otro lado, hay que considerar que factores como tocar un piercing con las manos sucias, entrar en contacto con fluidos corporales, tratarlo sin cuidado o utilizar sustancias inapropiadas -como alcohol-, podrían alterar dramáticamente el tiempo de curación.

-¿Puede infectarse fácilmente?

-Depende del cuidado que se tenga. Existen condiciones que pueden confundirse con una infección sin serlo, por ejemplo, una reacción alérgica al metal o a los agentes desinfectantes que se utilice. El porcentaje de personas que contraen una infección es extremadamente pequeño y son resultado de un cuidado inapropiado.

-¿Las agujas se usan una sola vez?

-Definitivamente, y después son desechadas en contenedores especiales para evitar el contacto humano con materiales que podrían estar contaminados.

-¿Se pueden tener relaciones sexuales después de un piercing en los genitales?

-Sí, pero durante el proceso de curación deben protegerse para el acto sexual. Un preservativo de buena calidad (hay quienes prefieren usar dos a la vez) es una protección esencial. Lo más importante es mantener la zona perforada absolutamente limpia y libre de fluidos provenientes de otros cuerpos. La rapidez con la que uno pueda volver a tener contacto sexual normal depende del nivel de sensibilidad. Siempre se debe mantener limpia el área de la perforación. La paciencia y la creatividad juegan un papel muy importante en estas prácticas.

-¿Cuántas perforaciones se pueden hacer en una sesión?

-Se recomiendan no más de tres. Más de esto no es conveniente, pues podría desequilibrarse el nivel de energía curativa del cuerpo.

-¿Se puede perder la sensibilidad en el área perforada?
-En la mayoría de los casos el piercing aumenta la sensación. Esta es una de las principales razones por las que la gente se perfora, para aumentar la sensibilidad de ciertas partes del cuerpo. El número de personas que alegan pérdida de sensibilidad es sumamente pequeño.

-¿Una perforación en el pezón afecta el acto de amamantar a un bebé?
-La experiencia confirma que las mujeres que tienen o tuvieron alguna perforación en los pezones han logrado amamantar a sus hijos sin ningún problema. Sin embargo, recomendamos por precaución que retiren la pieza de joyería mientras amamantan al bebé.

-¿Qué metales son seguros para la joyería del piercing?
-Los más recomendables son: acero quirúrgico inoxidable de la serie 316 L, titanio u oro de 14 kilates. Aunque el niobio y el platino funcionan bien, es preferible emplearlos una vez que haya cicatrizado la perforación. Es importante evitar metales como la plata, cobre, bronce, latón o materiales con baño de oro, ya que pueden provocar reacciones alérgicas o serias infecciones.

-¿Cuándo se puede retirar o sustituir la pieza de joyería?
-Existen dos ciclos dentro de la curación: en el inicial se cierra la perforación para reducir así las posibilidades de una infección; y el segundo, de mayor duración, es en el tiempo donde la perforación toma su forma definitiva. Si se ha decidido retirar la joyería definitivamente se puede hacer en cualquier momento, pero si sólo se quiere hacer de manera temporal o sustituir el arete, es conveniente esperar a que la perforación esté cicatrizada para evitar que se dañe la zona. Nunca hay que intentar reinsertar una pieza de joyería en una perforación ya cerrada; es preferible consultar a un perforador profesional.

-¿Cómo afecta el piercing a una intensa actividad física?
-Para la mayor parte de la gente no representa un problema, pero si se suda demasiado es recomendable lavar el área de la perforación después de desempeñar cualquier actividad física.

-¿Es conveniente nadar cuando se tienen perforaciones corporales?

-Una vez cicatrizada la perforación no hay ningún problema, pero durante el tiempo de curación es preferible evitar nadar en cualquier fuente de agua natural o artificial (mar, río, lago, albercas, etc.). Aunque el agua se vea limpia, puede tener bacterias que causen infecciones.

-¿Suelen ser rechazadas algunas perforaciones por el mismo cuerpo?

-Por lo general no, pero existen perforaciones llamadas "superficiales", como las de la mano, el cuello, la nuca, entre otras, que por lo regular la joyería es rechazada por el mismo cuerpo. Habitualmente, ese tipo de perforaciones no se recomiendan, pero si se hacen debe aplicarlas un profesional capaz de recomendar los aretes adecuados en material y medida, y hacerlo en un lugar escrupulosamente higiénico para evitar que el cuerpo se sienta "atacado" por este tipo de perforaciones.

-¿Por qué no es recomendable perforase con la pistola?

-Aunque los fabricantes dicen lo contrario, no es un aparato limpio ni seguro para lograr una buena perforación. La pistola no tiene una manera segura para esterilizarse, y el mismo aparato puede contagiar a los clientes. Como ejemplo, el virus de la hepatitis puede sobrevivir siete días a la intemperie, incluso en una pistola de perforar. Es fácil imaginar la cantidad de personas que se pueden contagiar al perforarse cualquier parte de su cuerpo en una tienda. En un estudio profesional nunca se usará una pistola para perforar, ni siquiera para los lóbulos.

COLOCACIÓN DE UN PIERCING PASO A PASO

Para el brazo

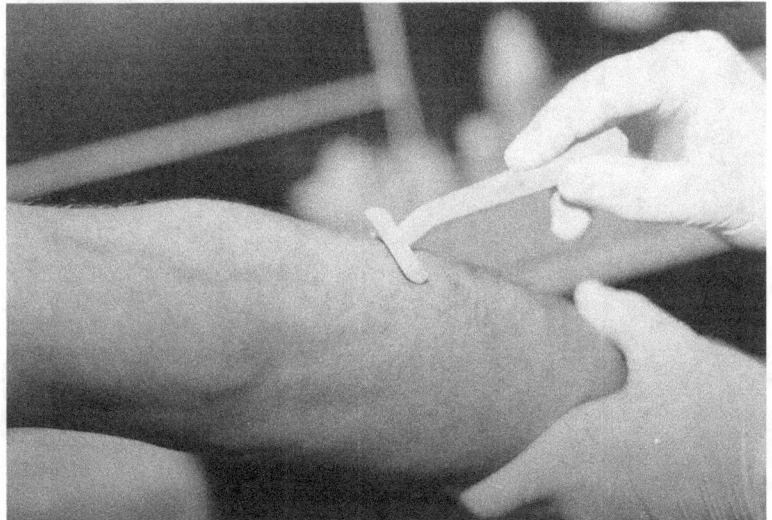

Rasuramos la piel delicadamente

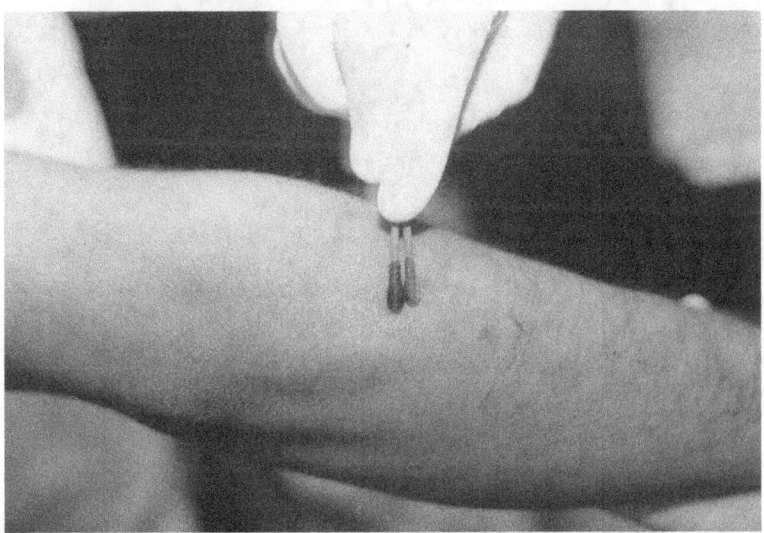

Desinfectamos y limpiamos

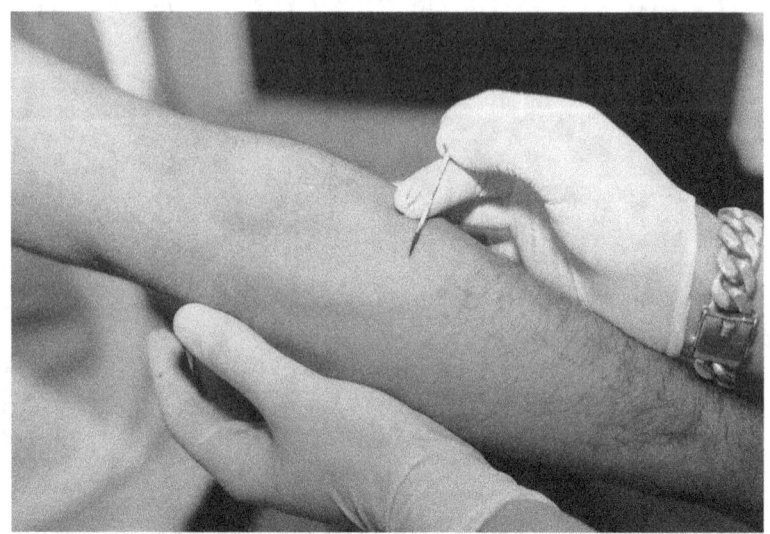

Marcamos la zona

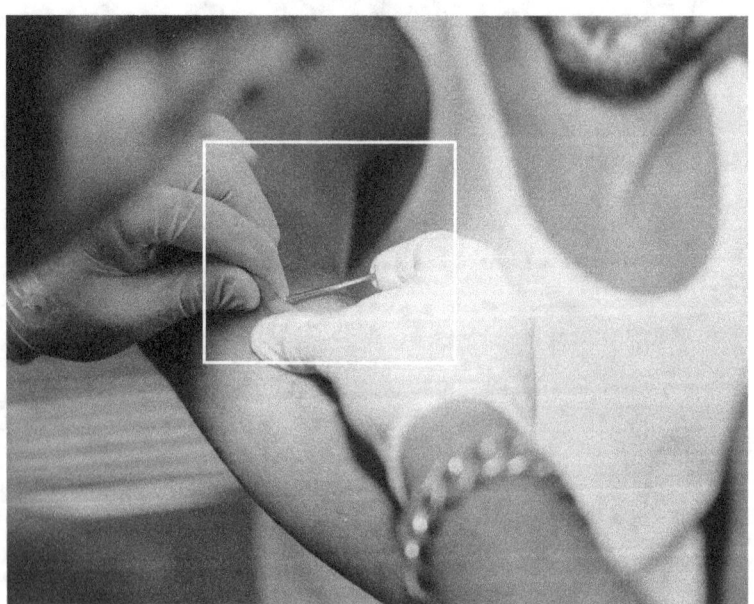

Introducimos el catéter perforador

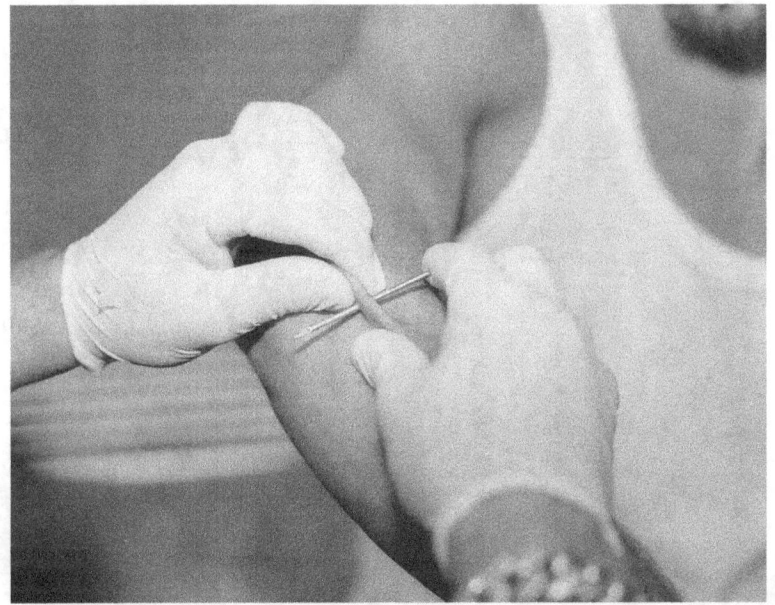

Traspasamos

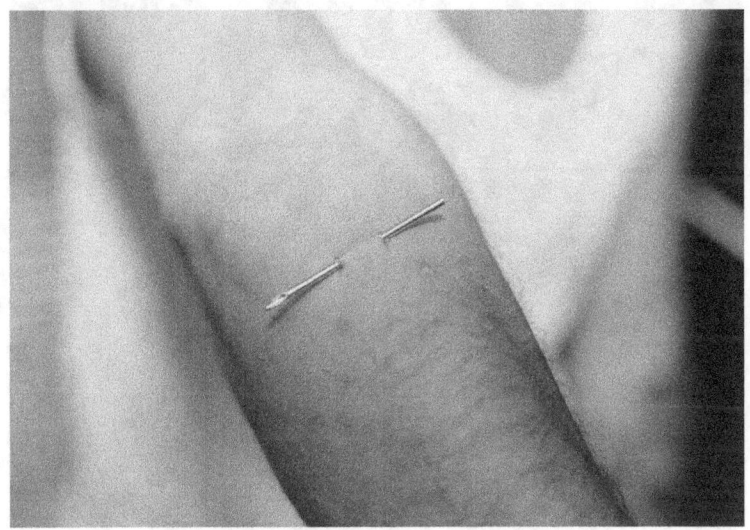

Lo dejamos unos segundos

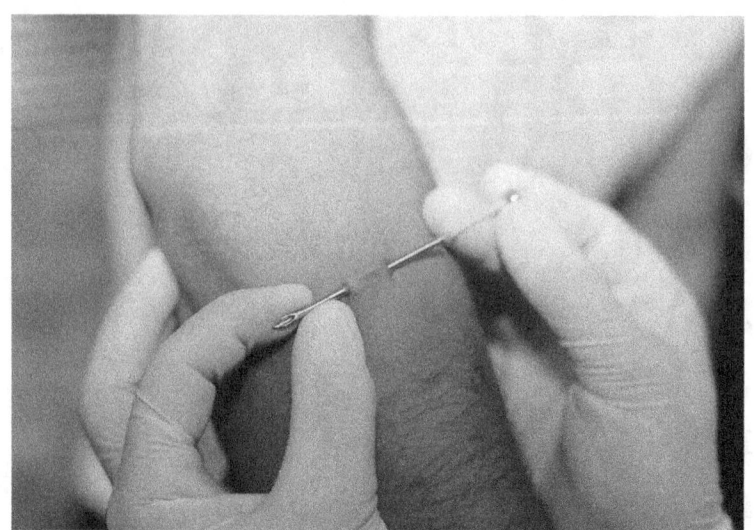

Introducimos la joyería

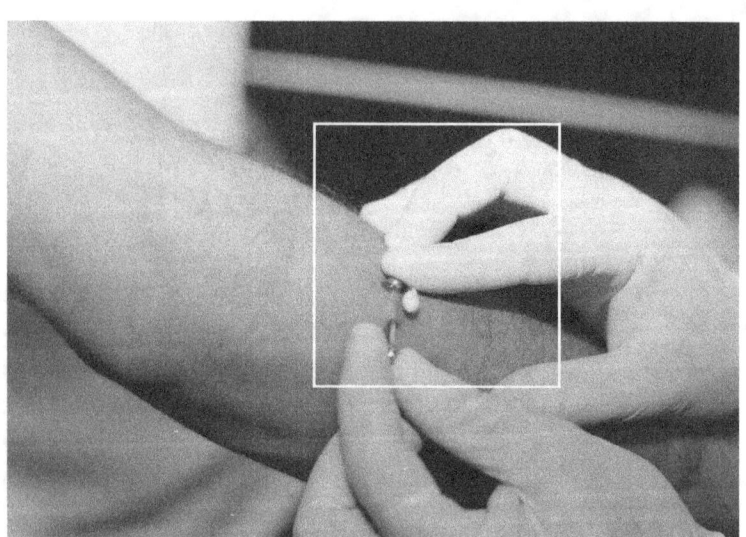

Sacamos el catéter y ponemos la pieza final

Para el labio inferior

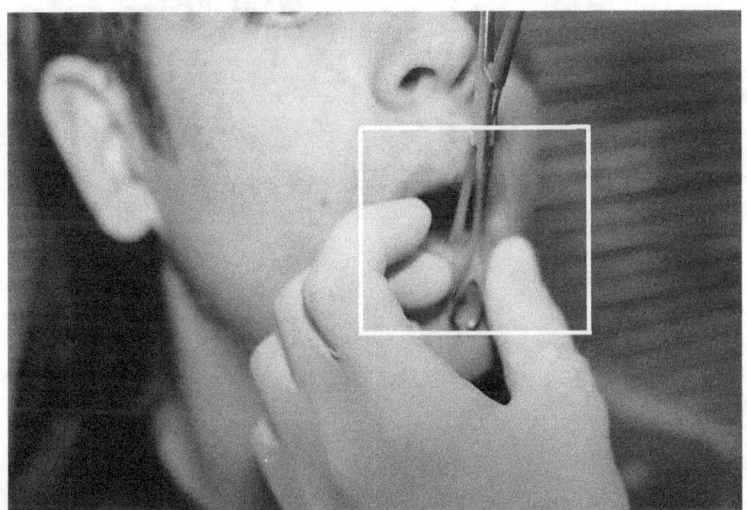

Presionamos con la pinza

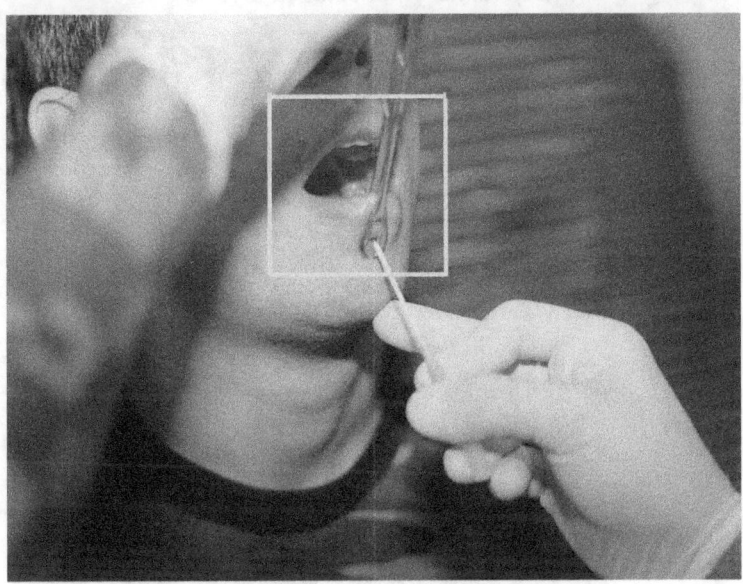

Introducimos un catéter adecuado

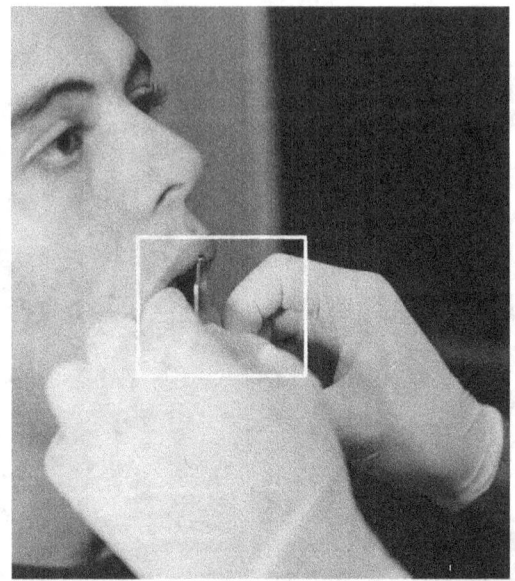

Sujetamos y ponemos la joyería

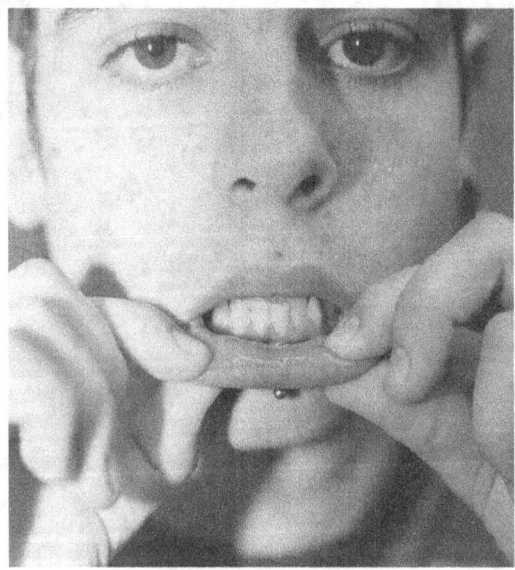

Ya está colocado

CAPÍTULO 2
TATUAJES

HISTORIA DEL TATUAJE (Tattoo)

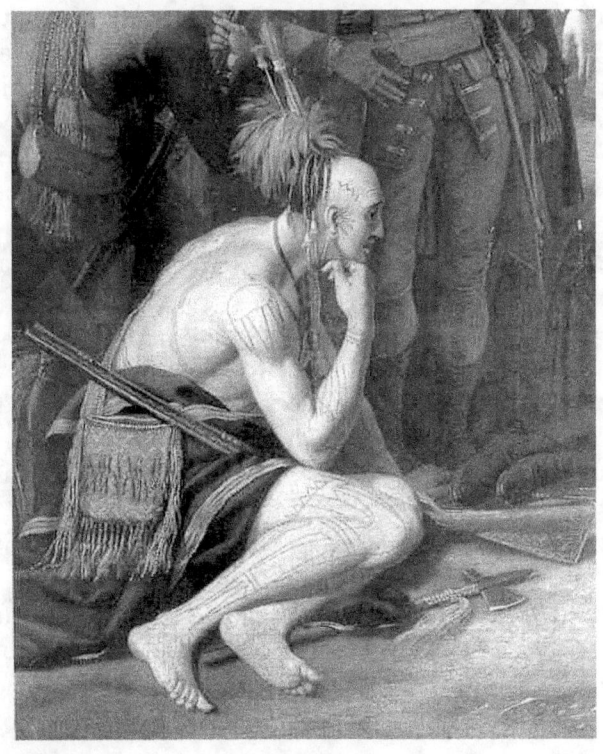

El origen de la palabra tatuaje posiblemente provenga del término polinesio "Ta", expresión que se empleaba para designar el golpe de un hueso contra otro y que derivó en "Tau-tau". También hay quien asegura que la palabra clave es Motoo (Estigma), que es una marca en el cuerpo con un mensaje encubierto.

Las primeras referencias a los tatuajes se remontan al Egipto antiguo, en el año 4000 a.c., desde donde se extendió a todo el mundo, aunque tuvo sus momentos de esplendor y decadencia, según fuera la presión religiosa. Las primeras evidencias fueron encontradas en figuras de arcilla, las cuales tenían ciertas marcas que fueron hechas por un objeto o una aguja afilada que servía de portadora para la pintura y que efectuaba el dibujo en la piel. Entre los años 2800 a 2600 a.C., la misma época de las grandes pirámides de Gizeh, es cuando encontramos una gran muestra de los tatuajes, técnica pictórica que ya se había extendido por Creta, Grecia, Persia y Arabia. Algo después, en el 2000 a.C., el arte había llegado ya a través de Asia meridional hasta China. La tribu Ainu, una raza migratoria de Asia occidental, había conocido ya el tatuaje cuando se establecieron en Japón, mientras que los Shans (pueblo birmano) lo adquirieron en China y lo trajeron hasta Burma (actual Myanmar), donde desarrollaron una técnica más elaborada, efectuándolo hasta el día actual como parte de sus creencias religiosas y esotéricas.

De los estilos conocidos, el efectuado por los japoneses sobrepasó a todos por su belleza en los diseños y colores, utilizando también sombreados y luces para lograr efectos tridimensionales. Alrededor de 1100 a.C. algunos de los expertos llevaron sus técnicas hasta Formosa, Filipinas, Borneo y otras islas del Pacífico. Cuando la Polinesia alcanzó su apogeo en su corriente migratoria en los años 450 a.C. (algo que duró hasta el Era Cristiana), ellos fueron los responsables de la difusión del tatuaje mediante un estilo al que denominaron Moko. Este consistía en muchos diseños y patrones basados en sus creencias religiosas y tabúes. Moko todavía es una técnica practicada por los maoríes y la gente de algunas de las islas del Pacífico, sien-

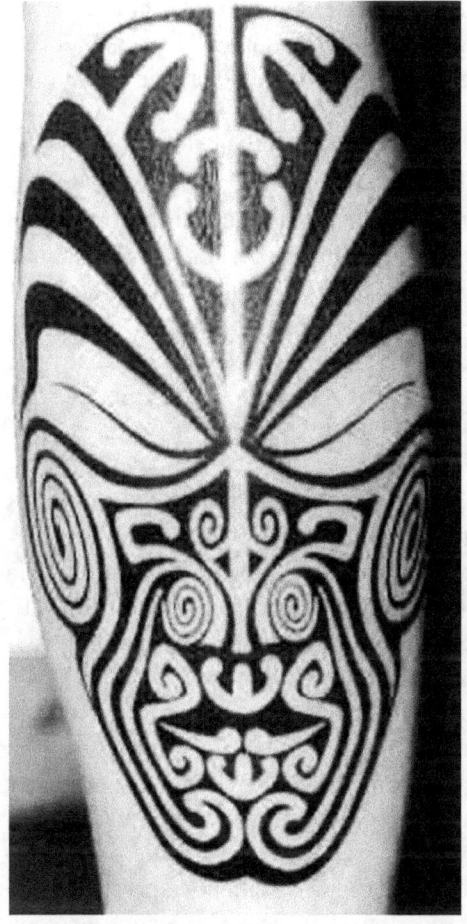

do la causa de su amplia difusión en Nueva Zelanda, lugar elegido para emigrar en masa. Allí se empleaban para especificar el rango militar y la categoría social, así como para diferenciar a las distintas tribus.

Ello nos lleva a la conclusión de que el proceso del tatuaje antiguo era mucho más elaborado que en la actualidad, efectuándose mayormente como un ritual, especialmente en Egipto, donde era realizado casi exclusivamente por mujeres. Se trataba de un proceso doloroso que la mayoría de las veces se usaba para demostrar valentía o confirmar la madurez, en la misma forma que todavía se puede observar en los rituales de tribus de Nueva Zelanda.

Borneo es uno de los pocos lugares donde se practica actualmente la forma tradicional del tatuaje tribal, e incluso el piercing recuerda el arte antiguo de Bali y Java, siendo los instrumentos de tatuaje similares a los usados en la Polinesia, quizá el más artístico en el mundo antiguo. Esta modalidad estaba caracterizada por diseños geométricos elaborados, que eran embellecidos y renovados durante toda la vida del individuo hasta que cubrían su cuerpo entero. Según Marco Polo en su "Travels", el respeto a una persona se medía por la cantidad de tatuajes que tuviera.

El tatuaje se usaba también como castigo, y los individuos acusados de sacrilegio debían ser tatuados. Debido a esto, los médicos griegos y romanos empezaron a practicar la eliminación de esas marcas, con el fin de permitirles volver a la sociedad una vez exculpados. Lentamente se abandonó el tatuaje de esclavos y criminales al extenderse el cristianismo en el Imperio Romano, y el emperador Constantino, primer emperador cristiano de Roma, emitió un decreto en contra de esta actividad. Se cree que la actitud negativa contra el tatuaje tuvo su origen en este decreto.

En Norteamérica, se asoció el tatuaje con prácticas religiosas y mágicas, siendo un rito simbólico y una marca única que permitiría que el alma superara los obstáculos en su camino a la muerte. El tatuaje también era una práctica común entre los nativos de América Central, quienes se tatuaban en sus cuerpos imágenes de dioses.

El arte del tatuaje fue redescubierto por algunos exploradores, entre ellos Banks, un artista científico que navegó junto al Capitán Cook, y que describió perfectamente en 1769 el proceso del tatuaje de la Polinesia. Los marineros de Cook iniciaron la tradición de los hombres de mar tatuados y extendieron rápidamente esta afición entre los marineros, quienes aprendieron el arte y lo practicaron a bordo. También fueron los viajes de Cook los que describieron el arte Moko entre los maoríes, un doloroso y elaborado proceso que duraba meses y que daba por resultado diseños negros en espiral y a rayas.

Pero la llegada del tatuaje a América Latina sigue siendo un rompecabezas para la ciencia. Los incas, aztecas y mayas eran pueblos que portaban tatuajes en los rituales religiosos, por lo que quizá podríamos deducir que fueron los polinesios quienes trajeron el arte hasta América del Sur y al resto de América. Hay, sin embargo, quien piensa que fue un pueblo siberiano denominado Chukchee quien lo aprendió de la tribu Ainu y lo llevaron hasta América cruzando Asia y Alaska.

Posiblemente sea más difícil saber cómo llegó hasta Europa, aunque Egipto tuvo que tener alguna influencia en ello. Los íberos, que dieron lugar a los celtíberos en las islas británicas, tenían ya una marcada afición a los dibujos en la piel. Los galos y los teutones también lo practicaron, lo mismo que los escoceses, mientras que los griegos lo utilizaron para sus espías, y los romanos para sus esclavos y criminales. Los daneses, los suecos y los finlandeses trajeron tatuajes más artísticos que Gran Bretaña, llegando a ser una señal distintiva de las familias y un orgullo para sus portadores. Esto sigue siendo una práctica importante en Escocia, en donde la clase alta todavía se tatúa con ciertas marcas muy antiguas.

En 787 d.C. el papa Adriano I prohibió todos los tatuajes en el mundo cristiano, costumbre que fue igualmente abolida por otros papas entre 1200 y 1600 d.C. Por eso no hay mención de tatuajes en ninguna de las crónicas de los monasterios durante la Edad Media, época en la cual el dominio europeo sobre el resto del mundo fue mayoritario. Alrededor del año 1000 d.C. el tatuaje logró la entrada a Oriente por medio de las rutas comerciales a la India, China y Japón; pero a pesar de un glorioso inicio en Japón, el tatuaje estaba reservado para aquellos que habían cometido crímenes serios, y los individuos tatuados eran aislados por sus familias, constituyendo el peor de los castigos. El emperador Matsuhito, con la apertura de Japón a Occidente, decidió prohibir los tatuajes para no dar la impresión de salvajismo ante los extranjeros. En Inglaterra consiguió permanecer hasta 1066 en que fue invadida por los normandos, pueblo que despreciaba intensamente estas prácticas. Anteriormente era empleado como una marca de identidad, parecida a nuestro carné, y se cuenta que el rey Harold, muerto durante la batalla de Hastings, fue identificado gracias al tatuaje que llevaba en el pecho, tal era la deformación que los golpes de la batalla le habían causado.

No fue hasta la llegada de Colón y Cortés, e incluso con Pizarro, cuando los esclavos que trajeron hasta España mostraron sobre sus cuerpos tatuajes bien elaborados. Europa no sabía entonces nada del enorme interés que originaba en Japón y América, pero durante los siglos XVII y XVIII la iglesia católica comenzó a mostrarlos en sus variantes ortodoxas y griegas. Tanto en sus brazos, como en el pecho, muchos sacerdotes mostraban signos religiosos desde finales del siglo XVII, siendo tradicional entre los serbios, búlgaros y eurasiáticos católicos.

Pero el término tatuaje no se conocía entonces y quizá se lo debemos a un inglés llamado sir James Turner; un historiador militar que utilizó la palabra para describir el golpeo de los tambores militares. La palabra que empleaba era "tattaw", posiblemente procedente del término polinesio "Tau-tau". También cobró importancia gracias a otro inglés que trajo a Europa al primer extranjero con el cuerpo completamente tatuado. Se llamaba Guillermo Dapier, un gran marinero, explorador y pirata. Él fue también uno de los primeros europeos en llegar a Australia y quien trajo a Londres a un príncipe llamado Giolo, quien durante muchos años se hizo muy popular en Europa gracias a su cuerpo lleno de tatuajes.

Norteamérica también tiene su tatuador popular en la figura de Martin Hildebrandt, un emigrante alemán que se estableció en Boston en 1846. Entre los años 1861 a 1865 cruzó las líneas enemigas de ambos ejércitos y tatuó tanto a los confederados como a los rebeldes. Su mayor competencia fue Samuel O' Reilly inventor de la máquina de tatuar en 1891, inspirada en una maquinaria inventada por Thomas Edison. Alrededor de 1900 existían estudios de tatuaje en casi todas las ciudades importantes. Hoy en día, es famoso en el mundo entero del tatuaje el nombre de Sailor Jerry Collins (1911-1973).

A mediados del siglo XIX había ya artistas profesionales en Francia, lo mismo que en Argel, Tierra Santa, Italia y Hamburgo, siendo David Purdy el primer artista británico allá por el año

1870, aunque también alcanzó gran fama Sutherland MacDonald, siendo ambos los que afianzaron la técnica del tatuaje.

El Rey Eduardo VII fue quizá el primer noble que mostró sin problemas un tatuaje que le habían hecho en Tierra Santa en 1862. Esto ocasionó que muchos otros nobles le imitaran, e incluso la iglesia vio con buenos ojos esta práctica llegada de los lugares sagrados.

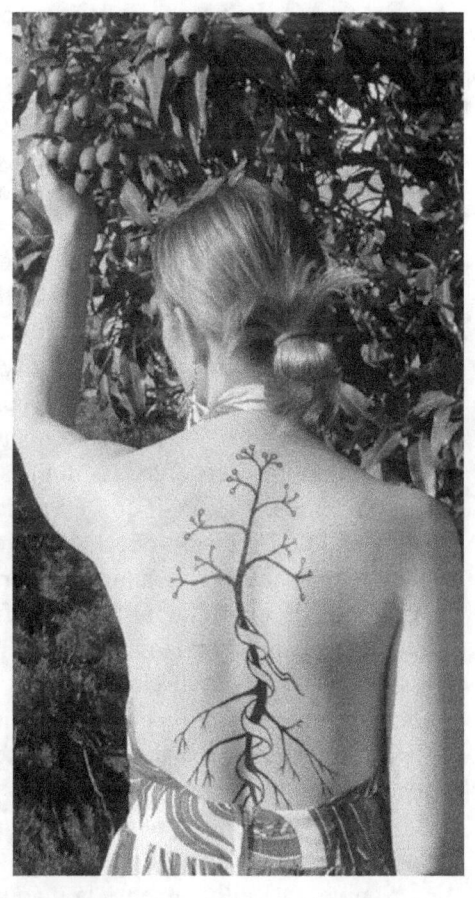

En España, se puede empezar a hablar de tatuaje y de tatuadores alrededor de los años sesenta y setenta del siglo XX. Esta actividad comenzó en las zonas portuarias, donde se tatuaban marineros pero también personas adineradas que disponían de embarcación. A finales de los años setenta y principios de los ochenta, el fenómeno se difundió todavía más, de manera especial entre las clases medias altas, con el nacimiento de una cultura alternativa que consideraba este arte como una forma de extravagancia. En los años ochenta, bajo el impulso de la cultura punk, heavy, rocker y de otras nuevas tendencias, los jóvenes empezaron a interesarse por el tatuaje.

OTROS LUGARES...

En octubre de 1991 se encontró una muestra fechada hace más de cinco mil años que demostraba la antigüedad de la técnica del tatuaje. Se trataba de la momia de un hombre que habitaba las montañas entre Austria e Italia, en la cual se podían ver sin problemas los tatuajes de su piel. Su cuerpo completo estaba intacto, lo mismo que la piel. Este hecho y las numerosas momias femeninas egipcias, así como otras encontradas en Libia, frecuentemente con inscripciones representando al sol, demuestran la universalidad de esta técnica, a lo que debemos unir las momias de los Incas, igualmente tatuadas.

Hay también otras momias encontradas en algunas montañas entre China y Rusia, concretamente en las tumbas de Pazyryk. Se trata de grandes jinetes de la Edad del Hierro, guerreros que vivieron en las estepas asiáticas occidentales durante 600-200 d.C., aunque no hay demasiada documentación sobre ello. Un antropólogo ruso encontró las tumbas de Pazyryk que casi estaban en perfecto estado de conservación, incluso los cadáveres de los caballos, lo mismo que los tesoros, la ropa, mantas, carro, instrumentos musicales, amuletos, herramientas, y hasta pipas de tabaco. El descubrimiento principal fue la momia de un jefe de unos cincuenta años, la cual llevaba numerosos tatuajes de animales grabados en su cuerpo. En 1993, en ese mismo lugar, encontraron una momia hembra que igualmente tenía tatuajes.

Podemos concretar que los inventores o pioneros más famosos fueron:

Martin Hildebrandt, abrió en Nueva York el primer estudio de tatuajes.

Samuel O'Reilly, inventó la máquina de tatuar en 1891, inspirada en una antes inventada por Thomas Edison. Lew Alberts, fue de los pioneros en diseñar los tatuajes que se centraron en temas patrióticos, religiosos, amorosos... Charles Wagner, se inició en el tatuaje cosmético, y experimentó las posibilidades de deshacer los tatuajes.

ESTILOS

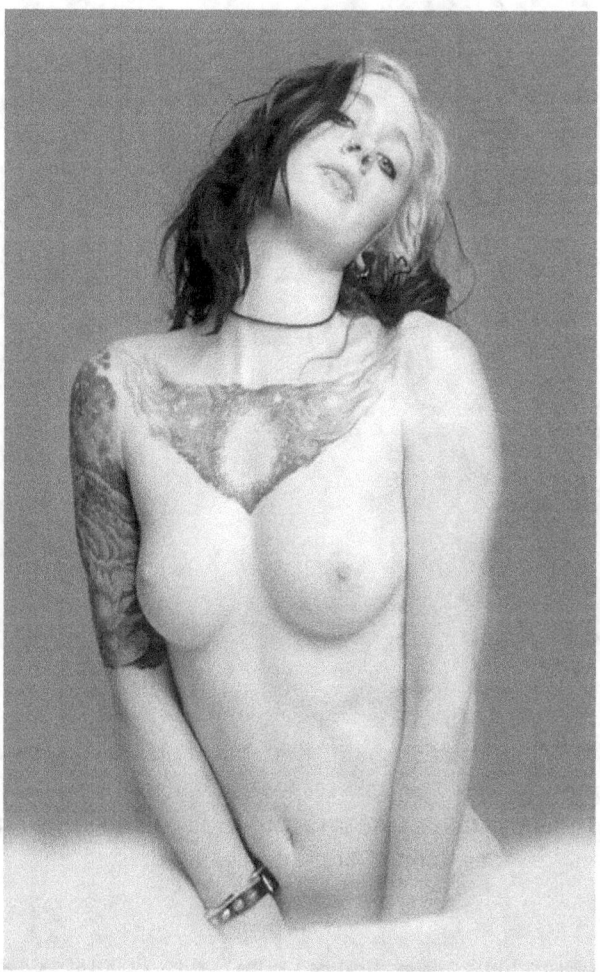

TRIBALES

Son dibujos típicos de las diferentes tribus que poblaban la Polinesia, Nueva Guinea, Japón, Egipto, Perú, etc. Los mas utilizados son los dibujos al estilo tribal de Borneo, las representaciones de las tribus Haida de América del Norte y del Canadá, etc. Buscan la simetría y emplean mayoritariamente el negro.

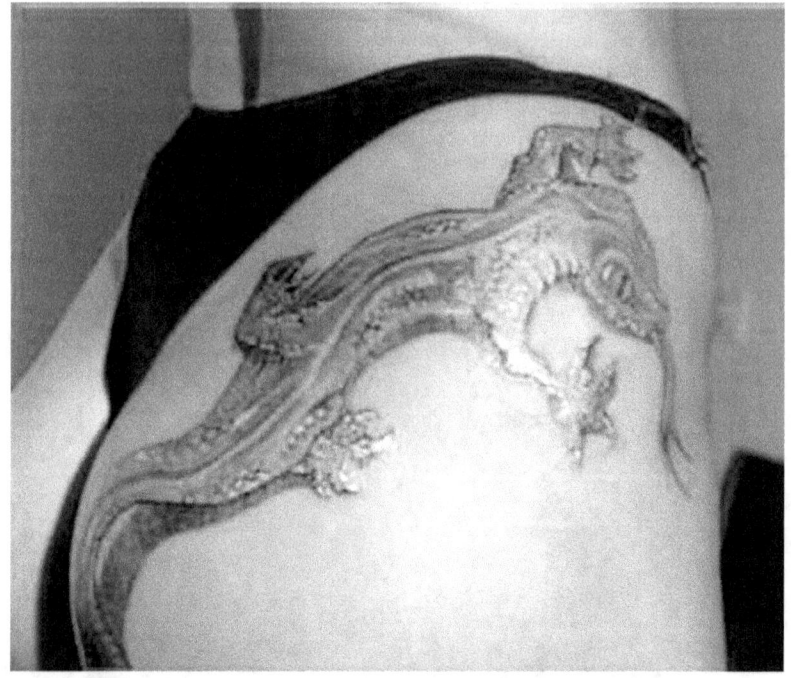

JAPONESES O IREZUM

Son tatuajes con un gran valor ornamental, con líneas de contorno muy grueso, colores planos y el negro como fondo. Los temas más utilizados son los típicos de la cultura japonesa, como dragones, carpas, fénix, samurais, olas y flores.

CÉLTICOS

Se presentan normalmente como temas decorativos abstractos a base de nudos y lazos (tipo cesto) que se encierran en sí mismos y decorados con piedras preciosas y con un ojo que centra la imagen. Sin embargo, a menudo se da también la inserción de figuras animales, sobre todo perros y pájaros. Los trenzados celtas suelen realizarse en color negro, pero admite por igual colores intensos.

BIOMECÁNICOS

La cultura ciberpunk es el origen de este tipo de tatuajes, con inspiración en la psicodélica y la ciencia- ficción, explorado los posibles desarrollos de las aplicaciones de la cibernética en el cuerpo humano. Normalmente se representan desgarros en la piel que dejan ver la "parte mecánica" del supuesto ciborg.

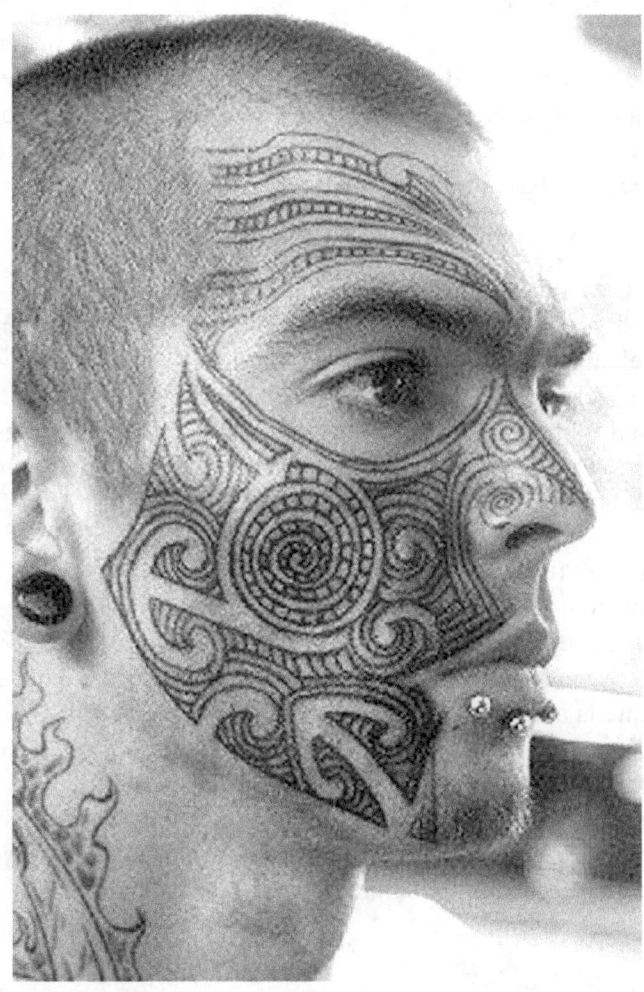

TRADICIONALES

Son tradicionales los temas característicos del período que va desde principios del siglo XX hasta los años setenta. Vemos con frecuencia temas marineros, religiosos, militares, muchas mujeres desnudas en los brazos de los varones y dibujos relativos a las drogas.

INSCRIPCIONES CHINAS

Las inscripciones de caracteres chinos están muy de moda, al menos en occidente, donde las letras chinas son admiradas como auténticas obras de arte. Normalmente este tipo de inscripciones hacen referencia a la paz, la libertad, el espíritu, etc., aunque también muchas son representativas de las artes marciales chinas.

MEZCLA DE ESTILOS

Podríamos denominarlo mejor como estilo individual, en el cual el tatuador realiza sus propios diseños. Realmente suele ser una mezcla de elementos de diferentes estilos, sobre todo del oriental y el occidental, por lo que un solo tatuaje puede estar compuesto de dos o más estilos, ya que en definitiva el mundo del tatuaje comporta una gran mezcla de culturas.

NEW SCHOOL

Son como los graffitis: colores muy fuertes, contornos desdibujados al estilo pintada de pared. Los especialistas eligen colores muy contrastados para que este tipo de tatuaje llame poderosamente la atención.

OLD SCHOOL

Son los tatuajes más antiguos, los que no llevan más color que el negro, el rojo, el verde, el amarillo y el azul, y están dibujados con líneas muy sencillas y tonos planos, sin sombras que den efecto relieve.

FINE LINE

Detallista y fino. La línea está muy depurada y está indicado para tatuajes femeninos o muy pequeños. Este tipo de línea ayuda a que el tatuaje sea más realista.

AGUADA EN NEGRO Y GRIS

Es el método que se emplea para tatuar retratos en la piel. Se emplea tinta negra en varios tonos para difuminar, hacer sombras... Es de los tatuajes que más tiempo se conservan en buen estado.

TATUAJES TEMPORALES

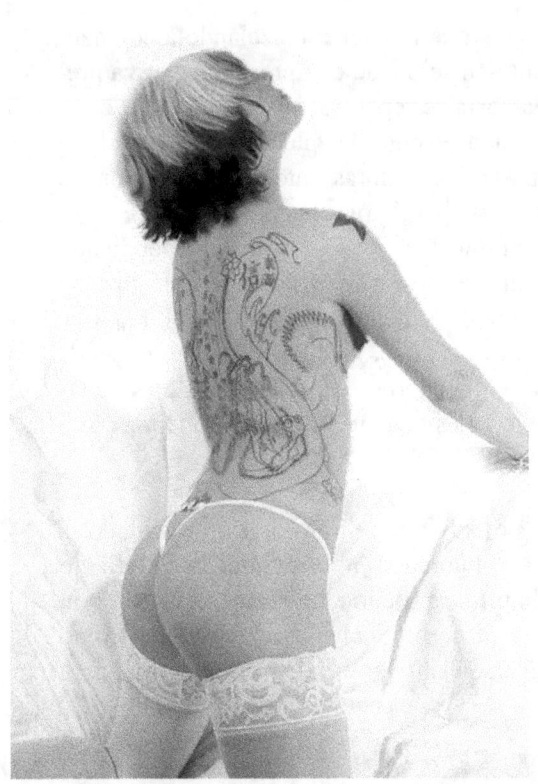

Este tipo de tatuajes deberían desaparecer sin dejar huella tras un período de tiempo determinado, pero en con frecuencia no desaparecen completamente, sino que se difuminan, borrándose parcialmente y dejando dibujos antiestéticos. En ocasiones las complicaciones surgen porque se hacen con instrumentos inadecuados propios del maquillaje estético permanente, con lo cual existe el riesgo de aparición de cicatrices.

TATUAJES DE HENNA

Los tatuajes de henna son una forma de decoración corporal, usualmente de las manos y los pies. Se trata de un tatuaje que no utiliza agujas, no penetra la epidermis, es seguro, temporal, y sin dolor. Ampliamente empleado en los países árabes, el arte de Mehndi varía según el país, ya que cubre muchas tradiciones culturales y religiosas, llegando a dibujarse hasta unos calzones completos. En Marruecos, por ejemplo, las mujeres se hacen tatuajes menos agresivos que se borran al cabo de unos días. Pintan sus manos y pies con henna como gesto de prosperidad, belleza y para alejar los males. Se emplea abundantemente para teñir el pelo.

APLICACIÓN

Dejar la henna en agua toda la noche, mezclándola con azúcar y limón, aunque también se puede comprar la henna ya preparada. Una vez seca la pasta se repetir el proceso unas 3 veces, pudiendo aplicarla con una jeringuilla, pluma, pincel o algún otro aplicador. Dejar pasar 3 ó 4 horas antes de retirar con un paño seco y esperar 24 horas para mojar la zona.

Los tatuajes de henna duran de 1 a 3 semanas, dependiendo de varios factores: cuánto se lave el área tatuada, qué tipo de jabón se utiliza, la frescura de la henna usada, el pH de la piel y la temperatura corporal, entre otros. El color obtenido depende en gran parte de qué parte del cuerpo sea, pues las palmas de las manos y las plantas de los pies son en las que se obtienen colores más oscuros.

CUIDADOS

Una vez seca la henna, hay que retirar con sumo cuidado la costra, mejor con un paño húmedo. Para asegurar que el dibujo dure lo más posible, hay que procurar no frotar demasiado al lavarse la zona, y no utilizar productos químicos tales como cloro o aguarrás. Al bañarse es mejor cubrirlo con vaselina para conservarlo mejor.

VENTAJAS

A diferencia de los tatuajes, la henna no duele por que no se utilizan agujas ni hay perforación de la piel. Aplicada directamente sobre la piel, produce una sensación fresca muy agradable, además de que los ingredientes huelen muy bien.

Los precios de un tatuaje con henna varían según el tamaño y lo complicado del diseño, aunque también lo puede hacer uno mismo. Para retirarlo basta un poco de alcohol.

TATUAJES SOLARES

El tatuaje solar tiene su cabida en el ámbito de la decoración corporal, pues posee propiedades únicas. Al tratarse casi de una pigmentación cutánea natural, es un producto muy personalizado, ya que cada persona tiene su propio color de piel. Se emplea preferentemente en épocas veraniegas, aunque también se puede activar mediante las lámparas de rayos UVA.

CÓMO FUNCIONA

La lámina adhesiva que se pega al cuerpo, aprovecha los rayos del sol para realizar un dibujo sobre la piel que desaparece al mismo tiempo que el bronceado natural. Esta lámina está provista de una serie de perforaciones que representan una imagen determinada, a través de las cuales pasan los rayos del sol "imprimiendo" en la piel el elemento decorativo que la persona elija (una flor, un ave, un logo...). También puede darse el caso contrario, que la lámina deje pasar la radiación solar salvo en la zona donde hay imagen, con lo cual esa parte quedaría en blanco y el resto bronceada. El tatuaje solar se fabrica con una cinta médica elástica que puede permanecer en la piel siete días, no causando maceración, permitiendo la transpiración, y resistiendo el contacto con el agua. Es una cinta que reúne todas las garantías sanitarias.

CALCOMANÍAS

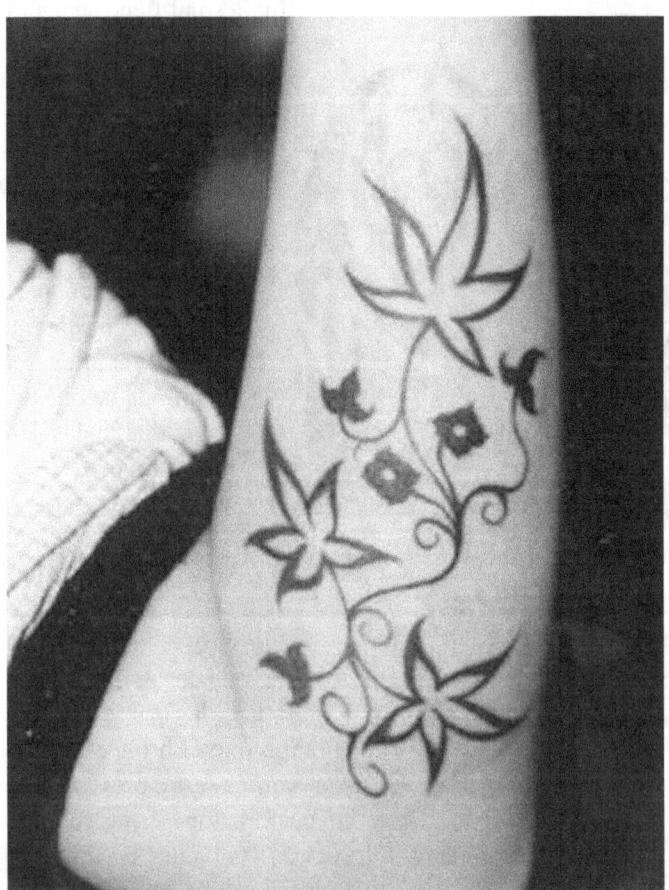

Son totalmente seguras, altamente realistas, y resistentes al agua. Una vez aplicada y con un mínimo de cuidados, pueden durar días, o ser quitadas al momento. Se venden en papelerías, perfumerías, y gran número de establecimientos. Luego desaparecen totalmente de la piel y el riesgo de contraer enfermedades es mínimo. Recomendables y si estamos satisfechos podemos pasar a los fijos.

COLOCACIÓN

La piel debe estar limpia de cualquier suciedad y aceites naturales para que absorba las tintas.

Hay que afeitar si hay exceso de vello.

Mientras la piel está todavía húmeda se coloca boca-abajo la transparencia, de modo que las tintas queden en contacto con la piel.

Se frota suavemente hasta que el diseño se vea a través del papel, repitiendo el proceso varias veces.

Quitar el papel mientras esté húmedo todavía.

Los calcos sirven para una sola aplicación y se eliminan con alcohol o diluyentes, por lo que hay que tener cuidado con perfumes y cremas que contengan estos productos. Alargará la duración si se espolvorea con polvo de talco antes de dormir y ducharse. También es posible repintar el diseño. Si se colocan en zonas donde la ropa no los borre pueden durar siete días o más. Sin embargo, en los brazos o en la cara hay que tener cuidado para que no se borren y su duración es menor. En los últimos días pierde calidad, pero se pueden retocar o borrarlos para que no queden manchas. Son resistentes al agua, pero cuando se mojen hay que secarlos con un paño. Cuidado con los roces.

CUIDADOS DE SU TATUAJE TEMPORAL

El tatuaje puede durar hasta 7 días cuando ha sido puesto en una zona donde no se sude mucho o no esté sometida al roce de zapatos o ropa. La vida media de un tatuaje temporal es 2-5 días

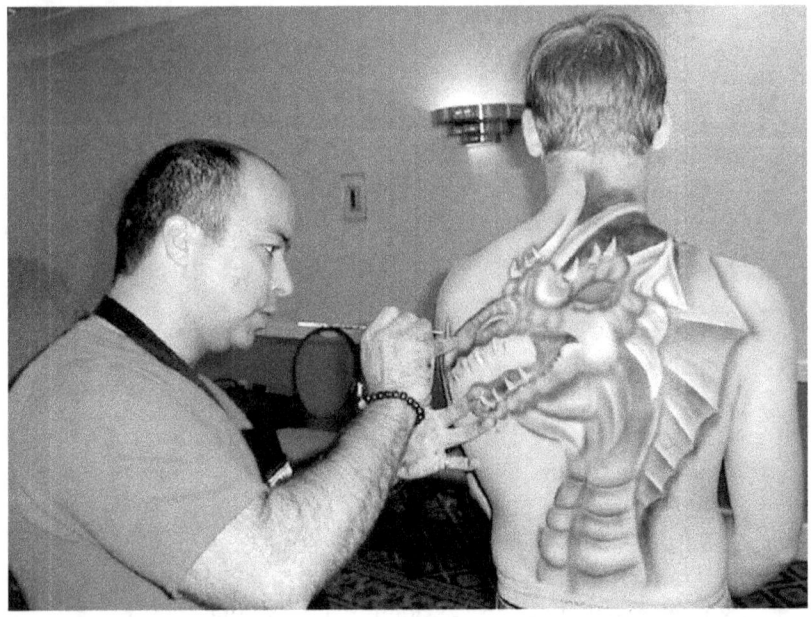

o más dependiendo del tipo de la piel, cómo ha sido aplicada la tinta y cómo se la cuide posteriormente. Si ponemos un poco de tatuaje en las manos solamente durará un 1 día. La cara, sin embargo, al ser la zona más grasa del cuerpo, combina muy bien con la grasa de las pinturas, por lo que durará al menos 2 días.

Los polvos de talco puestos antes y después de nadar, de regar y de dormir, ayudarán a absorber la grasa natural de la piel y humedad para que duren más. También se pueden hacer retoques frecuentes para que duren muchos más días si es necesario.

Aunque la pintura es impermeable, no se recomienda la natación prolongada, pero en caso de que se moje pruebe a poner un poco de polvos de talco evitando cualquier frotamiento abrasivo a su tatuaje, especialmente si la piel está mojada.

El tatuaje temporal se puede quitar totalmente frotando con alcohol o aceite de bebés. También se pueden utilizar aftershave, lociones para broncearse, limpiadores cutáneos y perfumes, elementos que deberá evitar si lo que pretende es conservarlos mucho tiempo.

DIVERSAS PLANTILLAS PARA TATUAJES

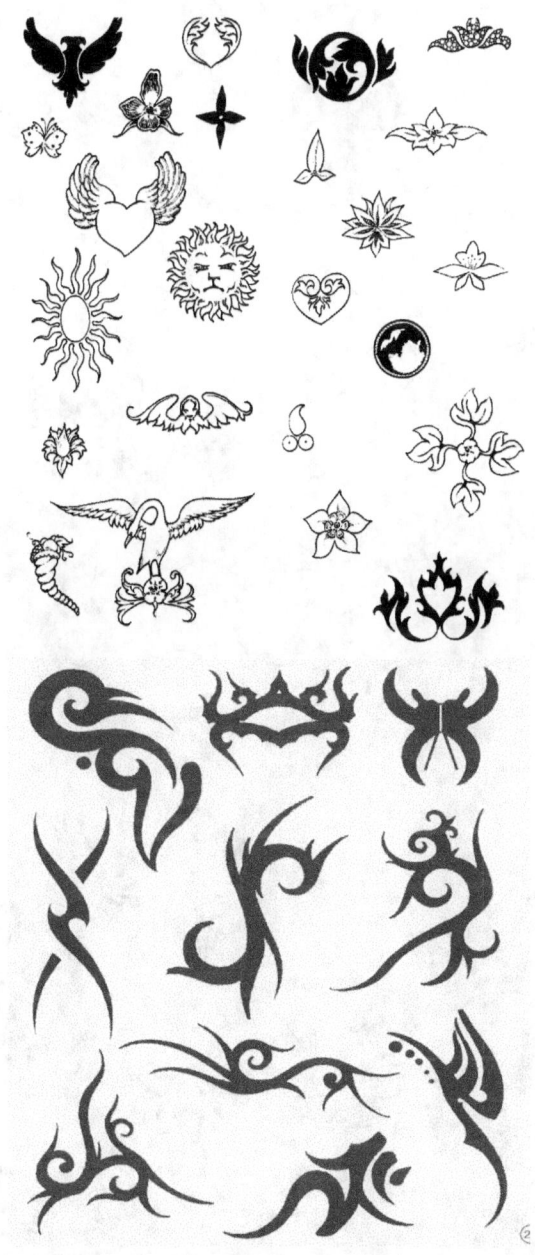

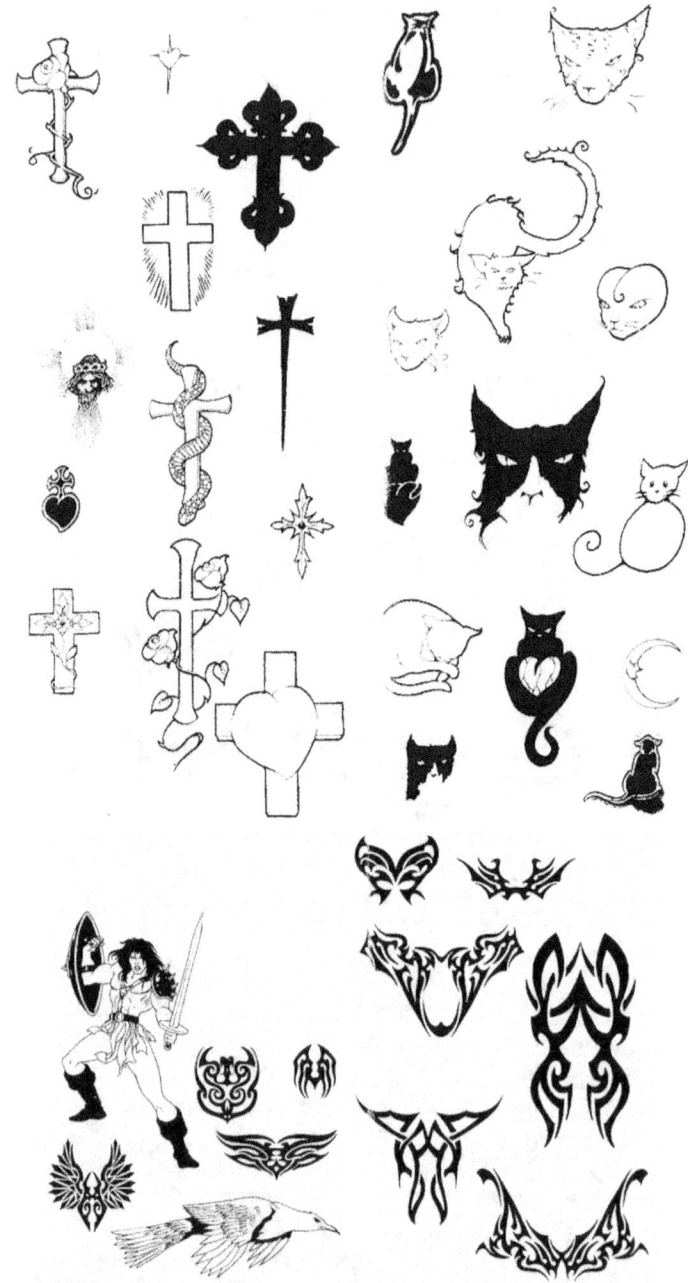

PRECAUCIONES Y CONSIDERACIONES

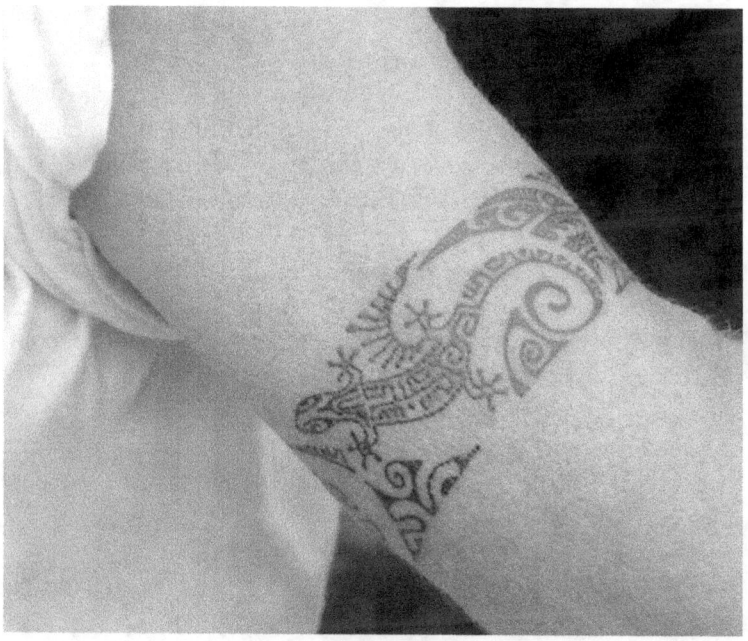

Se hacen muchas cosas porque están de moda, por perder la individualidad y entrar a formar parte de una de las muchas culturas urbanas; sin embargo, la mayoría de las opciones son reversibles y se puede volver a nuestra figura anterior en cuestión de minutos. Pero el tatuaje no debería hacerse porque esté ahora más de moda, sino como una opción muy sólida, pues permanecerá durante muchos años en nuestra piel, e incluso toda la vida.

Una vez que la decisión es firme y no obedece una posición de rebeldía hacia los padres o la sociedad, ni para atraer la atención de alguien que pronto desaparecerá de nuestras vidas, hay que valorar la posibilidad (cada vez más remota, es cierto) de que se puedan contraer enfermedades como hongos, infecciones, herpes, tifus, hepatitis o SIDA. Desde el momento en que erosionamos la piel abrimos una puerta a nuestro interior, y eso siempre es peligroso, Por tanto, escoge un estudio serio, acreditado, sin que te importe pagar un poco más. Hay puestos callejeros en las grandes ciudades y sobretodo en las zonas turísticas que se ofrecen para hacértelo bonito y barato, y además rápido; demasiadas cosas para que sean ciertas.

La primera decisión es sobre el lugar donde se enclavará el dibujo, si quedará oculto por la ropa habitual, si se mostrará solamente en las playas, o estará en el rostro y se verá siempre. Hay que tener en cuenta que un tatuaje puede condicionar en cierta forma la vida social y/o laboral, pues una cosa es que seamos libres y otra que los demás quieran admitir nuestras costumbres.

También es importante decidir el tamaño, los posibles colores y el motivo. Hay quien en un arrebato de pasión se tatúa el nombre de su amado/a, sin tener en cuenta que los amores cambian, se van, y al próximo seguramente no le agradará que se le recuerde que hubo una gran pasión en nuestras vidas cada vez que se acerque a besarnos. Y si el tatuaje está en una zona íntima, para qué decir más.

Referente a los colores es importante tener en cuenta que todos se ennegrecen con el sol, se apagan y por eso requieren más cuidados que los grises o el negro, sin posibilidad de recuperación. La solución es cubrirlos con crema solar, con una protección muy alta, para evitar que se deterioren. Además, para quitarlos es más difícil y suelen quedar restos de pigmentos y cicatrices. Por eso es fundamental mentalizarse que un tatuaje es para siempre, aunque también se les puede modificar y poner encima uno distinto. Una recomendación importante es no hacerlos encima de lunares ni verrugas, aunque pueden servir para disimular cicatrices.

Con el paso del tiempo el cuerpo humano se ve sometido a diversos cambios, envejecimiento, engorde o adelgazamiento, aumento o disminución del tono muscular, etc. Por eso es conveniente evitar tatuarse las zonas de "riesgo", es decir, el vientre, los glúteos, las caderas y los senos, ya que con el tiempo el tatuaje podría deformarse. En caso de que se desee un tatuaje en estas zonas es recomendable evitar los dibujos descriptivos o simétricos, escogiendo en su lugar un tribal o un dibujo abstracto, cuya deformación seria mucho menos perceptible.

RIESGOS PARA LA SALUD CON LOS TATUAJES

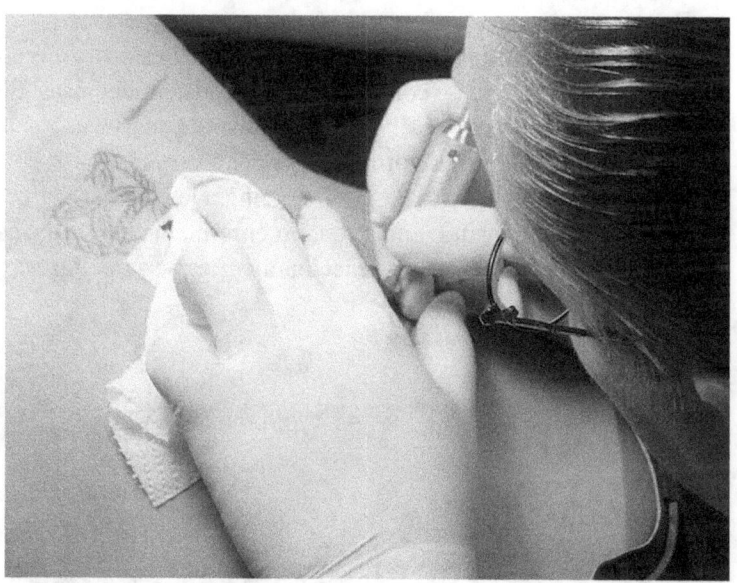

PROBLEMAS MENORES

Infecciones. Si la molestia inicial continúa después de la cicatrización, hay que consultar a un dermatólogo.

Alergias. En forma de eccema de contacto, la piel se inflama, produce vesículas, exuda, pica y no desaparece hasta eliminar el causante. Hay casos de alergia a los colorantes o a los materiales utilizados, por ejemplo:

El sulfato rojo de mercurio que se utiliza como pigmento rojo.

El níquel y cromo (dicromato potásico) en tatuajes verdes.

El cadmio en amarillo.

Sales de cobalto en tatuajes azules.

121

Óxido de hierro, para tonos ocres.

Los colores blanco y beige llevan en su composición óxido de titanio y de zinc.

Otros pigmentos orgánicos, azoicos y derivados de plantas dan alergia en ciertas personas.

PROBLEMAS MAYORES

Si el material utilizado por el tatuador no es estéril y de un solo uso, existe peligro de contraer enfermedades infecciosas. Se destaca que también es posible que se trasmita los virus de la Hepatitis B y C, además de otras enfermedades infecciosas.

Se desaconsejan los tatuajes y el piercing a las personas afectadas por diabetes, insuficiencia renal o enfermedades cardíacas congénitas, pues una eventual reacción alérgica sería peligrosa.

OTRAS COMPLICACIONES

Infección en sangre.

Dispersión de pigmentos (migraciones).

Defectos de técnica.

PREVENCIÓN

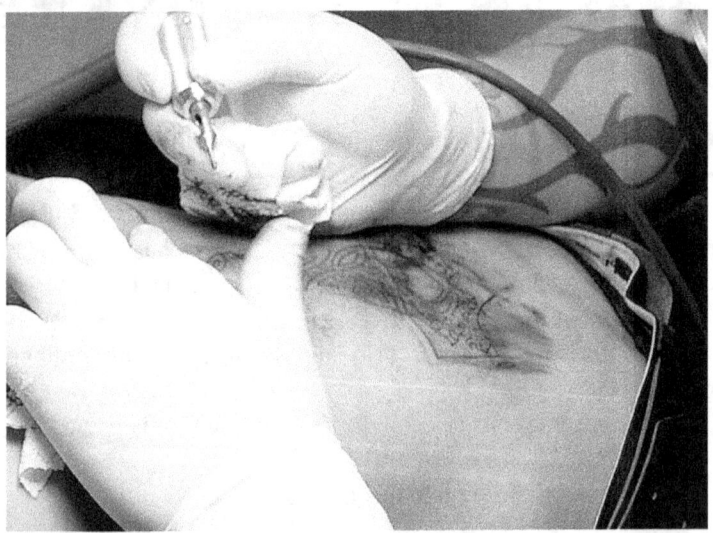

1- Comprobar la composición de los colorantes.

2- Según la legislación vigente, los pigmentos para Micropigmentación deben cumplir los siguientes requisitos:

En el etiquetado debe ir especificada la composición, que debe ser conocida, lote, fecha de caducidad, empresa y fabricante.

Propiedades químicas: No ser tóxicos. No provocar irritación de los tejidos. Estériles de origen. Constituidos por ingredientes inertes (óxido de hierro). No cambiar de densidad. Las partículas de tamaño superior a 6 micras, para que los macrófagos tengan más dificultad al ingerirlas y permanezcan más tiempo en la zona tratada. Poca solubilidad (mayor estabilidad).

3- Hacer pruebas de sensibilidad previamente con un alergólogo para los diferentes metales, sales y pigmentos orgánicos.

3. Comprobar la higiene del material a utilizar.

Para el trabajo de tatuado, la normativa vigente exige que los instrumentos estén perfectamente esterilizados y revisados para que no puedan causar problemas debido a la falta de higiene o al efecto del paso del tiempo en las agujas y sistemas esterilizadores. Las máquinas que se emplean en los procesos de esterilización y perforación no son muy conocidas, por eso vamos a detallar las propiedades y características de los fundamentales.

1.-ESTERILIZACIÓN

Esterilizador o autoclave que elimina los agentes infecciosos mediante calor seco.

Agujas y punteros estériles deben ser nuevos para cada uno de los clientes.

Guantes estériles nuevos y que deben cambiarse cada vez que se toque con ellos algo que no sea la piel o los instrumentos esterilizados.

Depósitos estériles donde se colocan los pigmentos necesarios para el tatuaje que se va a realizar.

Toallitas estériles para limpiar la piel si hiciera falta.

2.- PREPARACIÓN

Líquidos antisépticos y alcohol, para limpiar la piel antes del tatuaje, y rasuradores para quitar el pelo si lo hubiese en la zona a tatuar.

Para hidratar la zona y paliar las molestias, deben tener *vaselina médica y espátulas de madera* para aplicarla de manera higiénica.

3.- PROCESO

Los *cables conectores* de la máquina de tatuar deben estar protegidos para que no contaminen los productos y herramientas.

Ultrasonido, máquina que limpia los colores de la máquina a través de vibraciones.

Atomizadores, sirven para limpiar la piel mientras se tatúa para que el tatuador vea bien las líneas.

Todo aquello que entra en contacto con el cliente debe estar nuevo o previamente esterilizado.

4.- MANTENIMIENTO

Para un correcto funcionamiento se aconseja que los instrumentos estén guardados en lugares secos en recipientes cerrados para evitar los agentes infecciosos. Evidentemente, antes de guardarlos, los instrumentos deben limpiarse escrupulosamente y aquellos que vayan a mantenerse tiempo sin usar deben conservarse con una capa de vaselina por encima.

Enseres que deben desecharse siempre:
- Guantes
- Tintes
- Tapones para tintes
- Cuchillas
- Toallitas
- Depresores

- Vaselina
- Cepillo para el tubo
- Agujas.

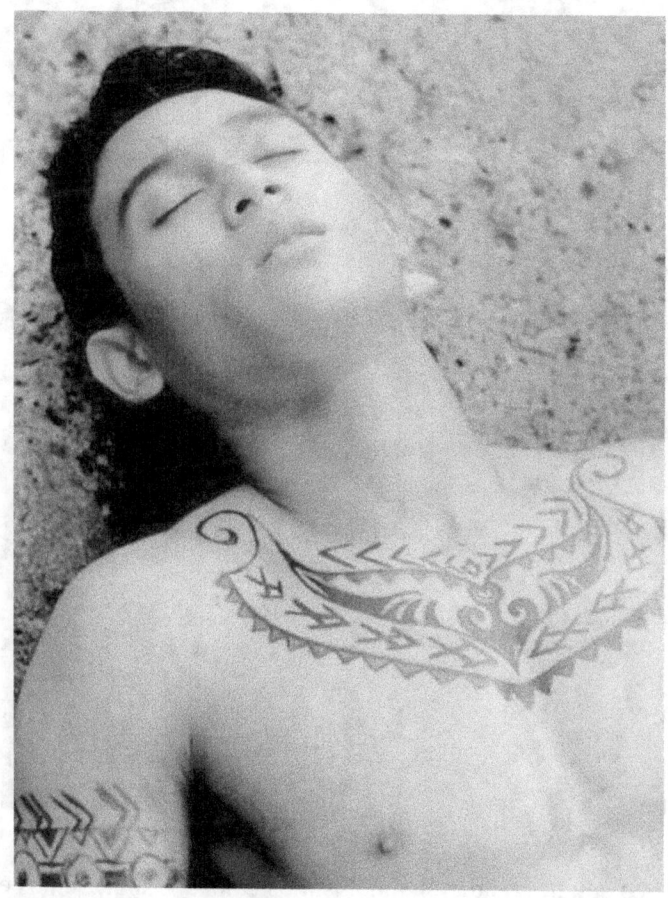

ENSERES ESTERILIZABLES CADA USO:
- Varillas para soldar agujas
- Tubos
- Primero se limpian y luego se introducen en el autoclave o esterilizador.

EL PROCESO: CUIDADOS

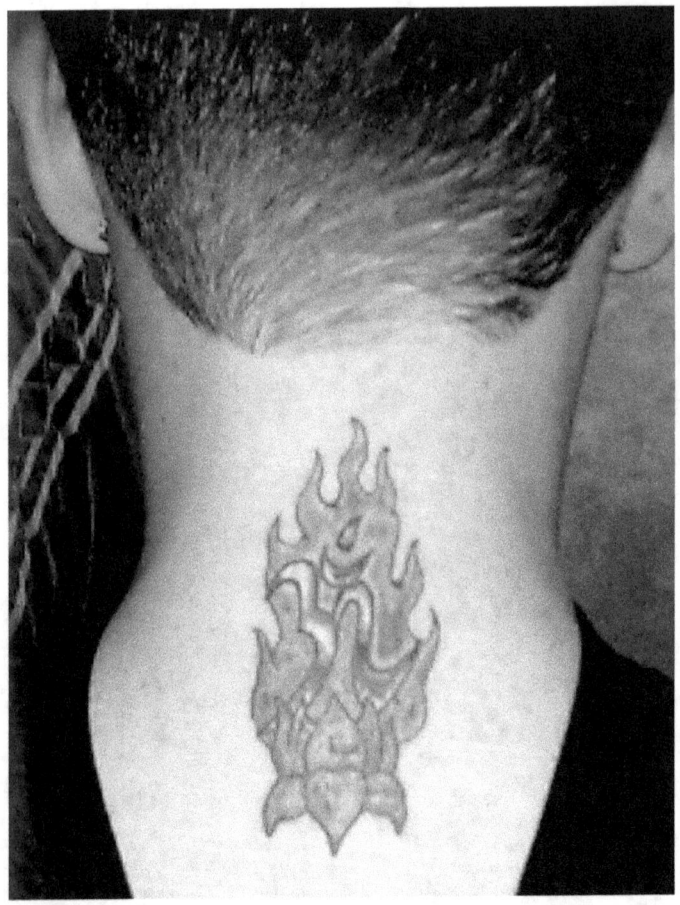

Los tatuajes requieren muchísimos cuidados si queremos evitar problemas como infecciones o heridas. Para ello hay que acudir a un profesional y, además, seguir sus indicaciones con mucha precisión, aunque ello suponga cierto sacrificio por tu parte, ya que además de cierta constancia con la limpieza, desinfección e hidratación de la zona tatuada, deberá tener en cuenta muchos aspectos que hay que seguir.

ANTES

No hay que tomar ni una gota de alcohol 24 horas antes de la sesión y el profesional deberá efectuar una prueba de alergia al pigmento al menos con 24 horas para ver si da reacción.

DURANTE

No es prudente ir con el estómago vacío, pero tampoco después de una comida copiosa. Hay que procurar mantenerse relajado, pues dolerá menos que si se mantienen los músculos contraídos. Si hay que depilar la zona a tatuar, ya lo harán en el centro de tatuaje.

DESPUÉS

Si queremos que el tatuaje cicatrice rápido no hay que quitar la gasa o apósito antes de 12 horas, tras el proceso. Aunque se tenga muchas ganas de enseñarlo, es mejor dejarlo tapado, en espera de la cicatrización y de que suban los colores. Tras este tiempo hay que lavar cuidadosamente la zona con agua templada y usar un jabón hipoalergénico que recomendará el profesional. Sin rascar ni frotar la zona, hay que dejar secar la herida con una toalla y aplicar una buena pomada cicatrizante (Blastoestimulina o una que contenga aloe vera o caléndula)

SIGUIENTES DÍAS

El período de cicatrización varía según la piel de la persona y de los cuidados que se le den, pero por norma general tardan unos 10 días en estar bien del todo, aunque se mantiene durante más tiempo la hipersensibilidad. La capa blanquecina que se forma encima del tatuaje es normal y tarda unas dos semanas en desaparecer; pero para favorecer su desaparición es bueno aplicar crema de vitamina E o pinchar una perla de vitamina E pura (Auxina E).

CURACIÓN

Cuando el tatuaje esté completamente curado y después de 2 meses sin exponerse a la acción directa, se podrá tomar el sol, aunque poniendo una alta protección en la zona del tatuaje. Esta es la razón para hacerlo mejor en invierno.

EVITAR

Además del sol directo, el agua de mar, el vapor que sale de la ducha, baños muy prolongados, ropas ajustadas, sudar, poca higiene y por supuesto el rascado.

CONTRAINDICACIONES

Enfermedades de la piel como psoriasis, herpes, hongos o dermatitis, hemofílicos, quienes llevan marcapasos, los epilépticos y los alérgicos habituales.

SISTEMAS DE ESTERILIZACIÓN

Tener un horno de esterilización puede parecer suficiente, lo mismo que emplear material desechable, pero no es así. Vamos a repasar las causas de la contaminación y el contagio más habituales.

CONTAMINACIÓN CRUZADA

Se origina cuando una zona o instrumento limpio entra en contacto con otro sucio; por ejemplo, cuando el manipulador tiene los guantes puestos y necesita cambiar de instrumental. Abre el recipiente donde se encuentra el que necesita, y al entrar en contacto con el guante sucio la esterilización queda anulada inmediatamente.

Otro caso de contaminación cruzada es cuando se apoya una pieza recién usada en la superficie limpia donde se va a trabajar. Generalmente se trata de un cristal al que se suele desinfectar mediante alcohol, elemento que no es capaz de matar a la mayoría de las bacterias o virus, entre ellos los que producen la Hepatitis-B o el SIDA. Estos gérmenes necesitan un método más enérgico.

La superficie en la cual vamos a depositar los instrumentos debe estar totalmente esterilizada y de un solo uso. Este material es muy barato. En su defecto podemos emplear esos rollos transparentes de cocina, aunque la garantía en estos casos no existe. Lo importante es no apoyar todo el material en la misma superficie. El resto de la superficie del estudio debe ser limpiada con el mismo rigor que se hace en un hospital o, mejor aún, en las salas de cirugía. Hay soluciones de Povidona-Iodada en forma de jabón o la clásica lejía. Cualquier caja, bandeja o recipiente que haya estado en contacto con una situación de riesgo de contagio también deben ser esterilizados. En este sentido, recordamos que los ultrasonidos son para limpiar, pero no esterilizan.

Es importante recordar que debe usarse un recipiente para los elementos contaminados y otro para los que se quiere limpiar. Las bolsas deben ser colocadas en un autoclave y cumplir un ciclo completo. Luego deben dejarse secar y ser guardadas en un lugar seco y fresco.

HE AQUÍ ALGUNOS ELEMENTOS ESTERILIZANTES:

CROSSTEX
Bolsas hechas de un papel o plástico especial el cual no sólo soporta el proceso de esterilización, sino que avisa cuando éste fue llevado a cabo.

GLUTARALDEHÍDO
Este desinfectante comienza a trabajar en el proceso de esterilización matando gérmenes y bacterias. Hoy en día es usado comúnmente en muchos estudios de piercing para desinfectar los aros antes de ser colocados. Sin embargo, tiene su tiempo de acción, pero si el material no ha sido empleado bastará con diez minutos para que quede limpio y desinfectado. Sin embargo, si ya ha sido empleado serán necesarios al menos diez horas de inmersión para que actúe.

AUTOCLAVE

Combina una alta temperatura con vapor a presión para matar los microorganismos. Obviamente, el ciclo de esterilización es mucho más rápido que el del calor seco.

ESTUFA U HORNO

Se trata de los elementos más empleados. El efecto de esterilización es el mismo que el anterior, pero con diferente proceso. Simplemente mata los gérmenes con calor seco, por lo que se recomienda dejar el ciclo entre 2 y 3 horas a 160-180° C. Hay unas bolsas especiales para la estufa, de papel, y que se cierran con una cinta adhesiva especial que no se quema y muestra cuando el proceso ha terminado al cambiar de color.

OLLA A PRESIÓN

Es un remedio de emergencia que puede suplir a los ultrasonidos, aunque antes de introducirlos se recomienda limpiar los materiales con un cepillo o algo similar. No obstante, nadie puede asegurar que después de diez minutos hirviendo el agua a presión todo haya quedado perfectamente esterilizado.

SOLDAR LAS AGUJAS

Podríamos decir que las agujas son la parte más importante de un tatuaje, puesto que están en contacto con el cliente. Por ello deben estar siempre en perfectas condiciones, rectas, puntiagudas y sin ninguna falta de soldadura. Deben ser soldadas en grupo a la punta de las varillas.

Existen dos tipos de varillas: las redondas y las chatas en la punta. Pueden usarse cualquiera de ellas, aunque para sombrear las chatas son ideales. También existen dos tipos de grupos de contorno y pintura.

Agujas de contorno
Single (línea fina)
3 y 4 Agujas (líneas)
5-6-7 Agujas (líneas gruesas)

Agujas para pintar
Pintura pura, 5-6-7 (pincel)
Shader (plana), de 5 y hasta 14 agujas
Mágnum, 5-7-11-13 (ideales para sombreados)

SOLDAR AGUJAS

Para soldar las agujas el primer paso es separar todo el material necesario sobre la mesa de trabajo, e inmediatamente colocar el soldador a calentar. Sólo debemos iniciar el soldado de agujas cuando el soldador esté bien caliente (el soldador ideal es de 30 a 60 watios).

Se coloca una hoja de papel sobre la superficie donde se va a trabajar, separando sobre el papel la cantidad de varillas que se van a soldar y separar también los grupos de agujas que soldarán. Comenzamos por el grupo de mayor cantidad de agujas a soldar (Ej: 7 para líneas gruesas) y verificamos que las puntas estén en la misma dirección, juntando y colocando las agujas grupo por grupo en el armador de agujas, pues según para qué vayamos a utilizar determinado tipo de agujas así será la soldadura. En el caso que sea para línea gruesa será soldada hasta aproximadamente 4 mm de la punta, mientras que si es de 7 agujas para pintar será soldada sólo 10 mm de la parte trasera de la aguja, así pigmentará y no lastimará la piel al ser tan rígida, formando un pincel.

Ahora, con el auxilio de una varilla, se aplica el flux (ácido) sobre las agujas, siempre verificando que las puntas estén a un mismo nivel, es decir, que las puntas estén todas tocando la superficie interior del armador de agujas. A continuación, se pasa la punta del soldador suavemente con estaño, el cual se irá derritiendo y adhiriendo a las agujas entre sí; siempre desde la parte posterior de las agujas hacia la punta. Así tendremos un grupo de agujas soldadas y repetiremos la misma operación con los otros grupos de agujas. Un factor muy importante es tener en cuenta que jamás se podrá hacer un buen trabajo con agujas mal

131

soldadas. Una vez que tenemos todos los grupos soldados de agujas, debemos soldarlos a las varillas y neutralizar el ácido para evitar que éste penetre en la piel del cliente. Para ello hay que preparar una solución de aproximadamente 1 gr de bicarbonato de sodio en 150 ml de agua (un vaso desechable pequeño), en donde irá sumergida la varilla con el grupo de agujas soldadas. De ahí deben retirarse, enjuagarse con agua y detergente, embalarse y esterilizarlas, ya sea por método de esterilización en frío o autoclave, nunca calor seco porque podríamos derretir el estaño.

Para evitar contraer una infección hay que tener en cuenta:

1- La aguja debe ser de un solo uso, ya que es imposible esterilizarla a altas temperaturas (la soldadura no lo soportaría y la aguja quedaría de todas formas inutilizable).

2- La punta debe ser de acero y no de otros metales oxidables.

3- Los colores no deben extraerse nunca de los frasquitos directamente con la punta, evitando así infectar el contenido, sino que se deben colocar con anterioridad en pequeños recipientes que deberán tirarse al final del trabajo.

4- Se utilizará una cuchilla nueva para cada depilación antes de realizar un trabajo.

5- La vaselina debe retirarse del recipiente con una espátula nueva para cada cliente.

6- La utilización de guantes de látex es una prevención necesaria, pero no suficiente.

NORMAS LEGALES PARA LA REALIZACIÓN DE TATUAJES

En el formulario previo de registro de un cliente que se quiera poner un tatuaje debe quedar registrado:

Si tiene Diabetes

Si tiene o en su familia hay Hemofilia

Si tiene o ha tenido reacciones en la piel con jabones, desinfectantes, etc...

Si tiene alergia a la bisutería o metales

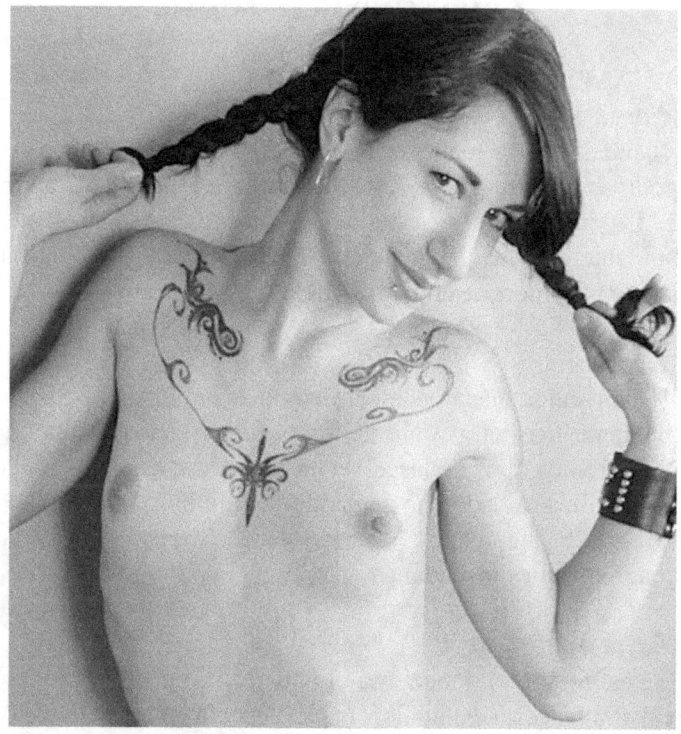

Si ha tenido problemas de epilepsia o similares
Si toma medicación anticoagulante.

Además hay que tener los datos personales del cliente, y su consentimiento de aceptación por escrito. Si es menor de edad un consentimiento del cabeza de familia o tutor.

Se debe utilizar material desechable de un solo uso, con los adecuados contenedores de material contaminado para su eliminación posterior.

El material no desechable debe de esterilizarse en una cámara apropiada a 121°C durante 15 minutos.

Los materiales que no puedan ser esterilizados de esta forma deben de ser lavados y mantenidos en un líquido esterilizador (clorhexidina o alcohol de 70°).

La manipulación del material se debe hacer con guantes desechables estériles.

CÓMO ELIMINAR UN TATUAJE

COVER-UP
Llamado también encubrimiento, en manos de un buen artista podrá transformar el indeseable tatuaje en una nueva obra de arte. Lo importante es estudiar un diseño que no solamente cubra, sino que sea capaz de aprovechar los restos del antiguo, más que nada porque no podrá eliminarlo por completo.

LÁSER
Es la técnica más eficaz para eliminar un tatuaje, pero indudablemente más cara, y no se le conocen efectos secundarios. Hay diferentes tipos de láser, según la profundidad del tatuaje y la tinta utilizada, cada uno actuando de diferente forma, pero en todos se trabaja con anestesia local y no se derrama sangre pues la coagulación es instantánea.

ESTIRAMIENTO DE PIEL
Se estira la piel donde está el tatuaje y un poco las zonas de alrededor. Se corta el tatuaje y la piel superficial estirada es colocada en su lugar. Deja una cicatriz lineal.

ABRASIÓN SALINA
Se trata de lijar la imagen con sal especial hasta que el tatuaje desaparezca. Puede dejar cicatriz.

ESCISIÓN
Esta forma va cortando las zonas de piel poco a poco, por sesiones. Puede dejar cicatriz.

TATUAJES DE FAMOSOS

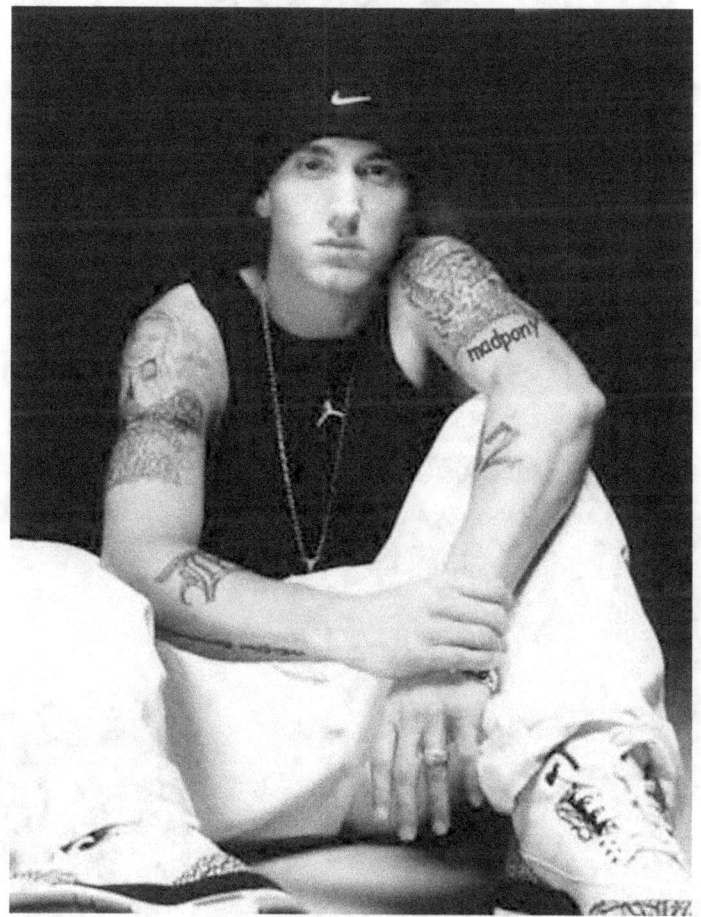

Eminem

Son muchos los famosos que se han apuntado a la moda de los tatuajes, siguiendo las tendencias, aunque algunos han creado su propio sendero. Sus fans copian e intentan emular a sus ídolos haciéndose las mismas decoraciones corporales que ellos, por lo que hemos creído conveniente mencionarles algunos.

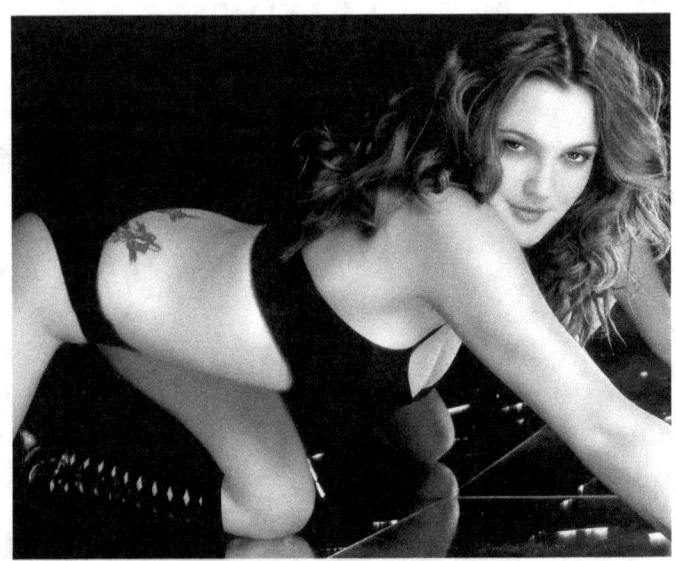

Drew Barrymore

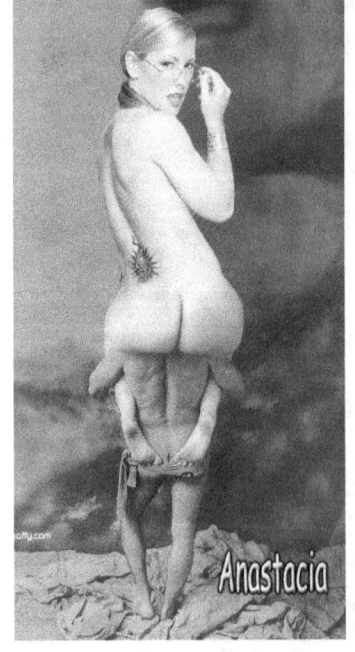

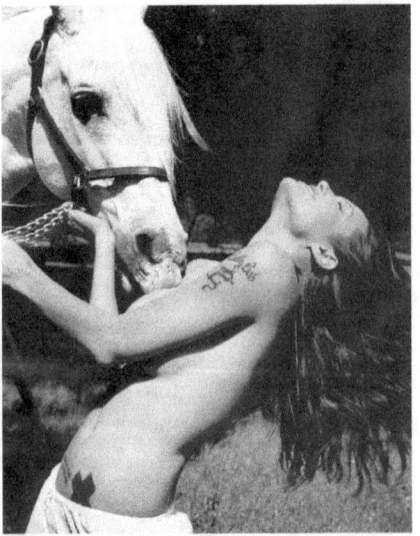

Anastacia

BEN AFFLECK, lleva tatuajes en la espalda y en los brazos.

CHRISTINA AGUILERA, detrás del cuello tiene escrito "Xtina", una flor en la muñeca y uno tribal en la línea del bikini.

JESSICA ALBA, una flor detrás del cuello.

ANASTACIA, un símbolo egipcio detrás del cuello.

Pamela Anderson, la palabra Mommy en el dedo (donde antes ponía Tommy), uno pequeño en el tobillo y otro en la pantorrilla.

JENNIFER ANISTON, un corazón pequeño en la barriga.

CHRISTINA APPLEGATE, una manzana en la ingle.

NICOLE APPLENTON, un dragón en la espalda y otro en el ombligo.

DAVID ARQUETTE, una figura lineal en el brazo, el nombre de su madre en la espalda y una mujer demonio en la pelvis.

STEPHEN BALDWIN, la palabra "believe" entre los hombros, un tigre y símbolos chinos.

GILLIAN ANDERSON, una tortuga en el tobillo y una inscripción "Every day" en sánscrito en la muñeca.

DREW BARRYMORE, una cruz en el tobillo, una mariposa bajo el ombligo, ángeles en la espalda, una luna en el pie.

DAVID BECKHAM, los nombres de sus hijos Brooklyn y Romeo en la espalda, el mote de su esposa "Hindi" y el número 7 en romano en el brazo.

VICTORIA BECKHAM, 4 estrellas en la espalda (una por cada miembro de su familia).

TYSON BECKFORD, los brazos y la espalda tatuados por completo.

HALLE BERRY, una flor en la nalga.

BJORK, el diseño islandés del compás en el brazo superior.

YASMINE BLEETH, una mariposa en la nalga.

JON BON JOVI, la insignia de Superman, una calavera y un dragón.

SANDRA BULLOCK, un tribal bajo el ombligo.

NICHOLAS CAGE, en la espalda lleva un lagarto.

NAOMI CAMBELL, las iniciales FB en el brazo.

CHER, flores, una cadena, una orquídea negra bajo la línea del bikini, una rosa negra en el tobillo y un símbolo chino en el hombro.

COURTNEY COX, un tatuaje blanco del símbolo del zodíaco géminis en el brazo.

SEAN CONNERY, "Scotland Forever" y "Mum & Dad" en el antebrazo.

PENÉLOPE CRUZ, el número 883 en su tobillo.

ROBERT DE NIRO, una pantera.

GÉRARD DÉPARDIEU, medio corazón en el antebrazo.

EMINEM, collares de perro en el cuello, una seta en el hombro, el nombre de su hija en el brazo (Hailie Jade), una pulsera gótica en la muñeca, una D en el antebrazo y muchos más.

MELANIE GRIFFITH, una pera amarilla, el nombre de Antonio metido en un corazón en el hombro derecho y 4 hojas de trébol en el tobillo.

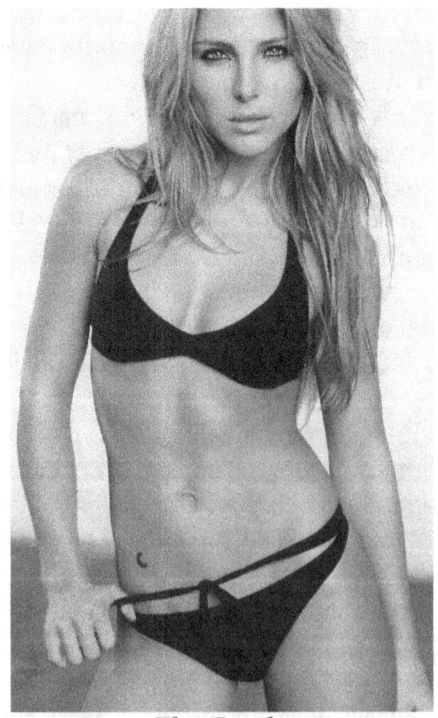

Elsa Pataki

Capítulo III
Body Paint

Pintar el cuerpo, el Body Paint, no parece ciertamente una técnica pictórica muy antigua, y muchos la relacionan simplemente con el maquillaje, con sus labios pintados, las pestañas abiertas y largas, y un cabello teñido de colores en ocasiones insólitos. Y es que la mujer (del varón también hablaremos) siempre ha gustado de ocultar su verdadero rostro, frecuentemente para disimular imperfecciones, aunque con mayor asiduidad para resaltar sus mejores virtudes.

En el Antiguo Egipto, por ejemplo, las hembras resaltaban sobre todo los ojos, empleando para ello colores fuertes en los párpados y exagerando los extremos para darles aspecto de ojo oriental o de pez. También, por supuesto, fueron las egipcias quienes iniciaron la moda de pintarse los labios, lo que hacían con un tinte hecho de ocre rojo y óxido de hierro natural que extendían con un cepillo o un palito. Su técnica traspasó pronto las fronteras, llegando hasta Grecia y Roma, países en donde el maquillaje se perfeccionó extendiéndose a todo el rostro, aunque entonces se pretendía blanquear la piel con una mezcla hecha a base de yeso, harina de habas, tiza y carbonato de plomo.

Más allá del Atlántico los indígenas americanos no concedían demasiada importancia a la vestimenta, pero sí a los adornos. Algunos pueblos de Norteamérica, como los navajos, apaches, siux o cherokee, solían adornar sus cuerpos con flores y se pintaban la piel, realizando un trabajo más minucioso en la cara, sin olvidar extraordinarios tocados o penachos de plumas. Ya en Centro y Suramérica, civilizaciones tan importantes como los Olmecas, el Imperio Azteca y los Incas, entre otros, desarrollaron todo un arte pictórico corporal, en el que no faltaban los pendientes y colgajos diversos.

La piel cobró pronto una importancia mayor que los propios ojos y labios, y el deseo de separarse de las campesinas nativas, obviamente muy morenas por cuestión de raza y por el sol recibido durante la cosecha, aumentaron las posibilidades del maquillaje blanquecino. Esta moda llegó rápidamente a la vieja Europa, clasista y muy elitista, cuando el Imperio Británico, los reyes españoles y también el emperador Napoleón, dieron un esplendor a la aristocracia que llegó hasta el Imperio Ruso. La decadencia posterior de las clases nobles no disminuyó el interés de las gentes por la pintura corporal, pues para reavivarlo estaban los carnavales, indudablemente una herencia americana. En estas manifestaciones folclóricas, los labios eran casi siempre de color rojo intenso, visibles desde lejos, lo mismo que los ojos, con el contorno acentuado en mil colores, mientras que las largas uñas debían agudizar el impacto visual. Sin embargo, Europa era ya un feudo religioso, y salvo la cara el resto del cuerpo debía permanecer oculto, incluso en los meses veraniegos, lo que dejaba poco margen para las pinturas íntimas, o al menos eso es lo que creemos.

Pero había alguien más, una antigua civilización que tenía tras de sí miles de años en el arte de pintar el cuerpo. Los japoneses, con sus tatuajes poseedores de un gran valor ornamental,

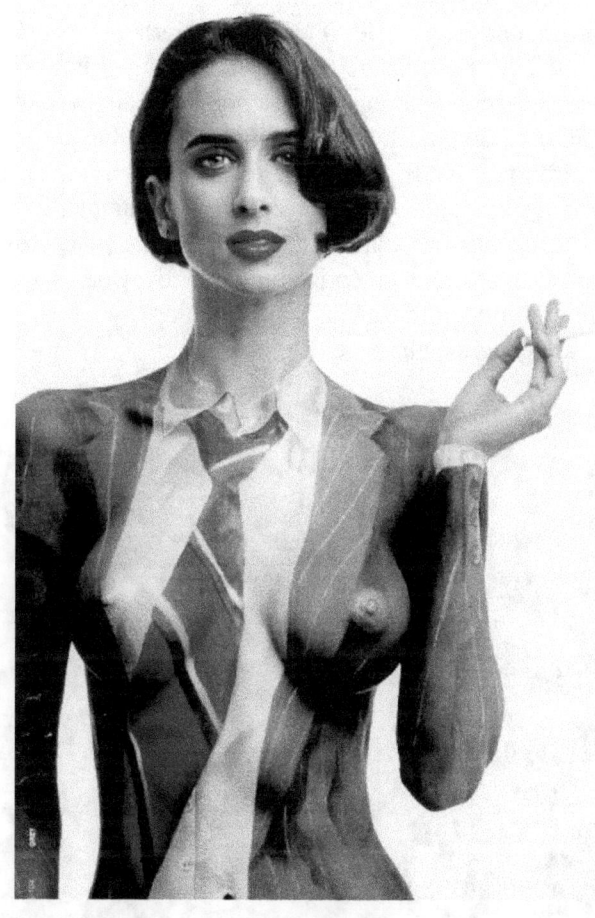

emplearon líneas de contorno muy gruesas, con colores planos y el negro como fondo. Los temas más utilizados representaban motivos típicos de la cultura japonesa, como dragones, carpas, fénix, samurais, olas y flores multicolores. Por supuesto, las mujeres eran el objeto preferido para pintar, pero los hombres también supieron rápidamente adornar sus cuerpos, aunque ahora lo hacían solamente por motivos guerreros o supersticiosos.

Y así llegamos hasta nosotros, con una técnica sumamente pujante que apenas si tiene 15 años de antigüedad, al menos desde un punto de vista generalista. El cine había realizado anteriormente algunos casos de Body Paint ciertamente notables, como en aquella película de 007 titulada "James Bond contra Goldfinger", en donde a una guapa chica la pintan todo el cuerpo con pintura dorada. Ella estaba sublime, pero los poros de su piel quedaron tan llenos de pintura que no pudieron dejar pasar el dióxido de carbono, muriendo asfixiada lentamente. Unos años más tarde, una parodia sobre 007 titulada "Casino Royale", mostró en sus carteles el auténtico precursor del Body Paint, con una escultural modelo desnuda, llena de colores y letras, la cual desdichadamente no salía en el filme.

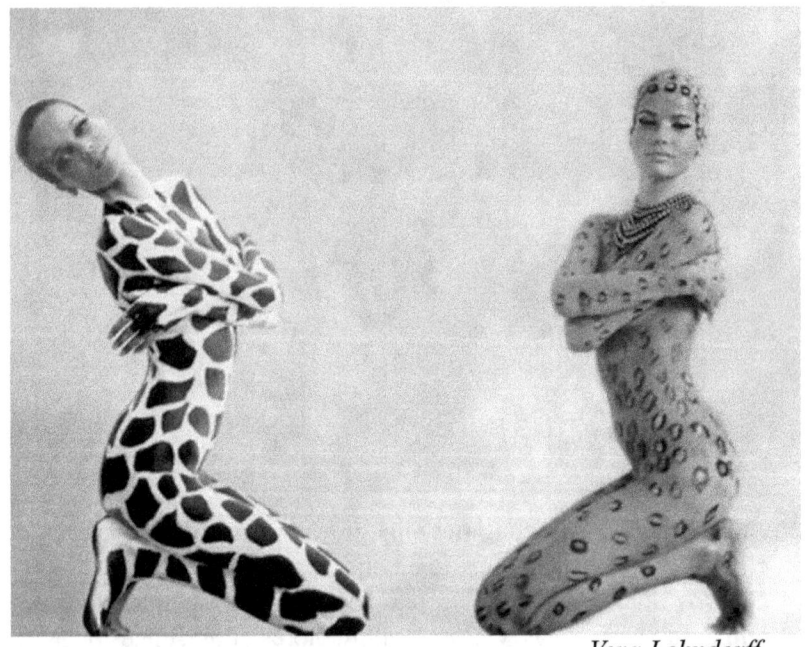

Vera Lehndorff

Hay quien asegura que la primera presentación pública de una chica desnuda, con el cuerpo mostrando un bello cuadro que disimulaba su desnudez, fue en 1991. No obstante, esa exhibición no pretendía hacerse con la autoría de una nueva técnica pictórica, pues sus creadores reconocieron que estaba inspirada en la vida de las mujeres de la tribu Nuba, en los confines de Sudán, quienes hacía siglos que se pintaban todo el cuerpo en las ceremonias folklóricas y los rituales matrimoniales. Estas mujeres fueron fotografiadas por Leni Riefenstahl, mostrando así una cultura que tenía el cuerpo como protagonista, pintándolo y adornándolo con una creatividad y originalidad únicas. Más aún, según contó a la prensa, la tradición de aplicar colores y diseños sobre sus cuerpos no se circunscribía a los rituales, como es habitual en la mayoría de las tribus, ya que pronto descubrió que los varones Nuba también se pintaban diariamente según su estado de ánimo.

Otro fotógrafo, llamado Holger Trülzsch, alcanzó cierta fama pintando el cuerpo de la artista Vera Lehndorff, también alemana, teniendo como fondo una gran variedad de escenarios como muros y puertas, o paisajes abiertos, aunque también la disfrazó con diversos trajes que pintaba directamente sobre su piel, en un intento de jugar con el sentido de la realidad del espectador.

¿Fueron estos ejemplos el desencadenante de la pujante moda del Body Paint? Quizá es que los pintores contemporáneos necesitan emplear otros soportes más llamativos para sus exposiciones, y sin duda un cuerpo desnudo lo es. Aunque en un principio lograr que los buenos pintores se interesasen por esta nueva forma no fue fácil, poco a poco la reticencia ha sido cada vez menor, lo mismo que encontrar chicas hermosas que quieran posar desnudas ante un numeroso público. Aquellos experimentos iniciales, espontáneos y sencillos, con un nerviosismo intenso, y dada la arraigada e inexplicable reticencia de los hombres a figurar desnudos, estuvieron asistidos por cientos de varones. Además, los pintores tuvieron que reprimir sus calores al tener entre sus manos durante varias horas a bellas y desnudas modelos,   intentando superar sus inhibiciones sexuales para concentrarse en el trabajo creativo.

Al igual que un cuadro, las sesiones suelen durar varias horas debido a que, por lo general, se trata de una experiencia inédita

143

para los participantes, y también por los casi cuatro metros cuadrados a pintar, que es el promedio estimado de la superficie del cuerpo humano. Otro factor determinante es el propio estilo del pintor y la complejidad de su proyecto, pero cuando por fin surge la modelo pintada todos los esfuerzos se ven recompensados. Suena la música, se encienden los focos y el público asiste a un espectáculo visual mezcla de erotismo, plasticidad y belleza poco habitual, sin que sepamos con certeza a quien aplaudir, si a la modelo o a quien la pintó.

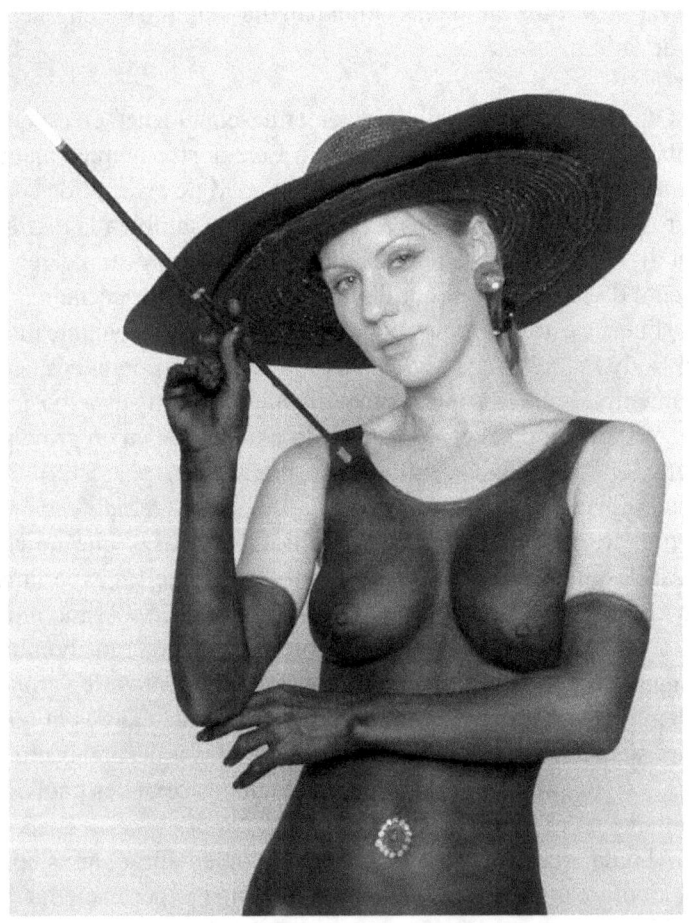

Recomendaciones para un correcto Body Paint

1- Emplee maquillaje líquido a base de agua, pues se puede quitar con facilidad, aunque las manchas rojas son más rebeldes.

2- Necesitará al menos tres botellas para cubrir totalmente a una mujer de mediana estatura y peso.

3- Este material tiende a rayarse al contacto y se agrieta un poco cuando se seca. Se recomienda por tanto no tocar al sujeto y evitar que se mueva demasiado. No es adecuado si la modelo suda.

4- Otro material más sólido es aquel que contiene una pequeña proporción de grasa, lo que le hace más flexible y duradero, aunque más difícil de quitar, salvo que empleemos jabón. Para utilizarlo hay que aplicarlo con una esponja húmeda, lo cual dejará una base adecuada para el color definitivo. Este procedimiento es similar al maquillaje habitualmente empleado por las mujeres, y hay que evitar tocarlo hasta que no esté sólidamente seco.

Para quitarlo parcialmente resulta útil el aceite fluido para los bebés, pues es barato y permite eliminar o suavizar zonas concretas. No obstante, hay quien prefiere emplear las toallitas habituales desmaquilladoras. Finalmente, un poco de jabón y agua dejará la piel limpia, aunque algunas personas mantendrán manchas irregulares durante algún tiempo.

5- Como precaución, les recuerdo que una persona morirá si su piel no puede respirar por algún lugar, por lo que, o bien se emplean pinturas al agua, o se hacen las sesiones fotográficas en el menor tiempo posible. Las pinturas industriales, obviamente, no sirven.

6- Consultados algunos expertos en Body Paint y a pesar de que todavía no existen escuelas de reconocido prestigio, se recomienda especial precaución con las pinturas metálicas, tipo purpurina, aunque para zonas pequeñas suelen dar una nota de color muy apreciada. Tampoco existe uniformidad en el soporte graso o acuoso, pero indudablemente la superficie es más lisa y brillante con las pinturas grasas, aunque reconocen que las basadas en agua secan antes y se necesita menos cantidad.

"La pintura grasa –nos comenta un experto- *está fácilmente disponible en tarros grandes, en lápices, creyones y hasta en toallitas pequeñas de casi todos los colores. Hay buenas tonalidades de azul, amarillo brillante, rojos y marrones, además de los metalizados de plata, oro, y bronce. El bronce parece absolutamente metálico y es adecuado para los labios. Si pongo estos metalizados junto al negro, el contraste es muy intenso. Sé que pueden ser tóxicos, pero empleándolos en zonas pequeñas nunca he tenido problemas".*

Algunos de los trabajos más imaginativos consisten en imitar la piedra, intentando dar un efecto denominado "gárgola", especialmente atractivo cuando se hace en el cuerpo de una mujer, pues le confiere una gran agresividad. Hay también otro tipo de pintura disponible en aerógrafo, que ya se está empleando incluso para maquillajes en el cine y la televisión, muy barata y segura. Se seca al tacto, no es sucia, y se limpia simplemente con agua y jabón. Además permite retoques amplios con pincel o cepillo, y puede ser usado durante varias horas sin deteriorarse ni provocar malestar al portador.

OTRAS RECOMENDACIONES

Hay que poner mucho cuidado en la depilación de la modelo, que debe estar realizada profundamente y con minuciosidad, especialmente en axilas y bigote. Sin embargo, la pintura no agarra bien en el pelo, y tampoco en la piel recién afeitada, la cual suele quedar muy sensible en ese momento y con facilidad para irritarse.

Las pinturas al agua tienden a secarse prematuramente, no son flexibles y forman escamas fácilmente, especialmente las metalizadas. Además, pueden generarse puntos de agua sin color.

Para dar un efecto metálico se recomienda cubrir la piel con aceite mineral u orgánico y después pulverizar con pintura al agua. Si ponemos aceite en la piel podemos utilizar polvo de oro que agarrará muy bien. Ambos procedimientos requieren varias capas.

Existe una pintura para aerógrafo a base de alcohol que proporciona un efecto brillante muy intenso.

Las pinturas a base de polvo se quitan sin problemas con jabón y agua.

El látex líquido también es agradable para pintar, especialmente el negro, pareciéndose a la piel de la serpiente, aunque hay que evitar pintar mucha zona corporal pues obstruye los poros y puede asfixiar a la persona. No obstante, hay quien asegura que esto no es posible, puesto que toma como referencia los trajes de inmersión, totalmente herméticos, pegados a la piel y no transpirables. De cualquier manera, una pintura corporal completa genera mucho calor.

Los productos oleosos también suelen producir mucho calor, lo mismo que las pinturas plásticas, así que téngalo en cuenta e hidrate abundantemente a la persona pintada o manténgala fresca con aire acondicionado.

No se olvide de que cualquier producto puede provocar alergia, así que mantenga a su modelo bajo observación continua. Por eso no se aconseja cubrir el cuerpo por entero, salvo que se trate de una sesión fotográfica de corta duración. En estos casos, disponga primero su equipo fotográfico y luego pinte.

En cuanto a las consideraciones técnicas al fotografiar un body paint, se recomienda:

Utilizar el Flash (las luces de tungsteno proporcionan colores demasiado cálidos, rosados).

Evitar el uso de filtros coloreados en las luces. Un color rojo, por ejemplo, eliminará los amarillos y dorados.

Para no ocasionar zonas con reflejos o muy iluminadas, hay que emplear cartulinas blancas para difuminar las luces intensas o filtros polarizadores.

BODY PAINT CON SPRAY

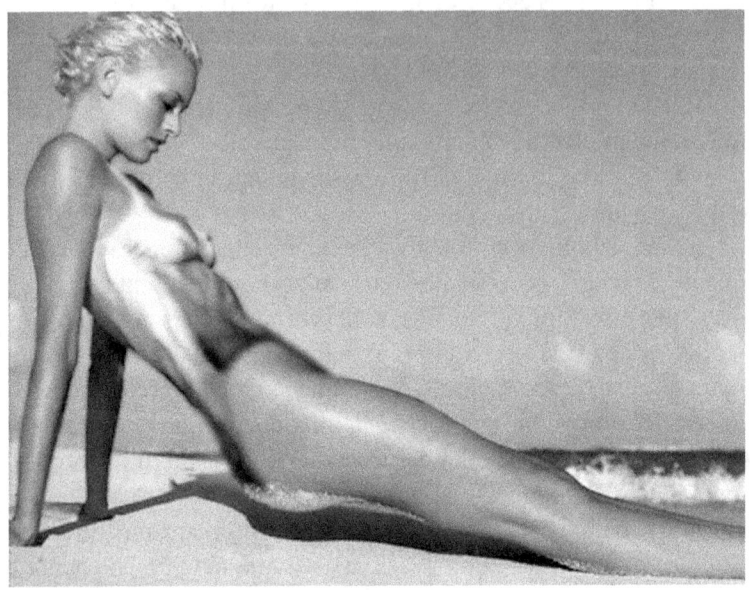

Estos son los pasos a seguir:

1- Cerciórese que el cliente se ha duchado justo antes de llegar, pero adviértale que no emplee desodorante o perfume cerca de la zona a pintar.

2- Antes de aplicar compruebe que la piel está limpia y seca.

3- Aplique una pequeña cantidad de crema hidratante en los pies, las rodillas, los codos y las manos antes de rociar, para evitar que el color pase a zonas no deseadas.

4- Asegúrese que el pelo no se manchará y ponga un gorro de plástico impermeable.

5- Use guantes para evitar marcharse y que pueda tocar con sus dedos los vestidos.

6- Sostenga el aerógrafo por lo menos a 15 ó 20 cm del área a pintar.

148

7- Utilice un movimiento uniforme circular que proporcionará una capa uniforme.

9- Si va a pintar todo el cuerpo empiece por las extremidades y siga por el tórax.

10- Al rociar los lados del cuerpo pida a su cliente que levante los brazos y mantenga las piernas abiertas al máximo. Que ponga después una pierna delante para llegar al resto.

11- Después de acabar deje que todo seque durante 5 a 10 minutos.

12- Una vez finalizado, pídale que no se toque antes de 5 horas, vigilando para hacer los debidos retoques.

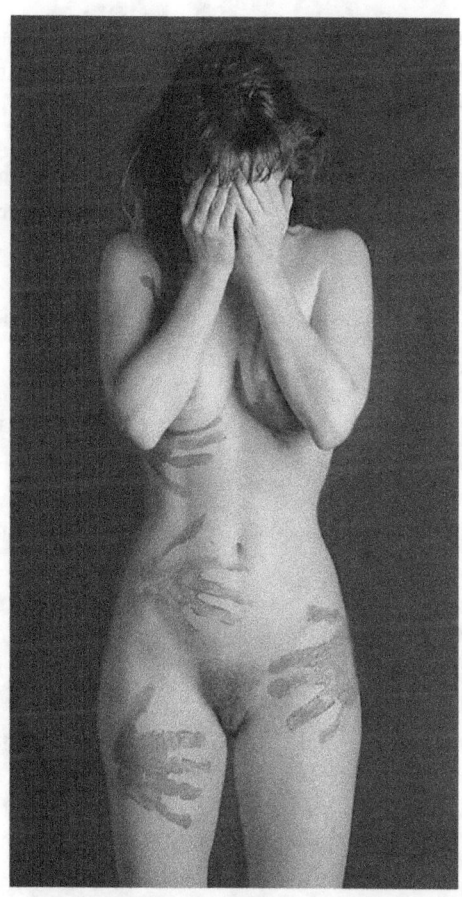

BODY PAINT CON AERÓGRAFO Y PLANTILLA

Se suele utilizar un compresor de aire silencioso, una pintura temporal, esponja de isopropilo impregnada en alcohol de 70°, polvos de talco y cepillo para limpieza.

Paso 1
Limpiar a fondo la piel frotando con alcohol de 70° y dejando que se seque. Colocar la plantilla elegida sujetando firmemente. Tenga cuidado de no utilizar demasiado alcohol o la plantilla se manchará y disolverá.

Paso 2
Cogemos el aerógrafo y ponemos el inyector en el punto de partida de la plantilla y comenzamos a rociar, tratando de ser muy parcos en el líquido. Siempre mejor poco que mucho.

Paso 3
Trabajamos en toda la plantilla al mismo tiempo, aplicando una capa uniforme de color, siempre en capas ligeras. Hay que evitar salirse del contorno de la plantilla.

Paso 4
Cuando cambie de zona, sujete bien la plantilla antes de seguir rociando.

Paso 5
Repase las zonas de los bordes del dibujo, para dar firmeza a los contornos.

Paso 6
Deje secar unos segundos y retire cuidadosamente la plantilla.

Paso 7
Examine el tatuaje por si hay alguna zona no debidamente rociada.

Paso 8
Limpie con un rociador la zona tatuada, pero compruebe que está seca.

Paso 9
Elimine todo el polvo utilizando un aspirador.

Capítulo IV
Suspensiones corporales

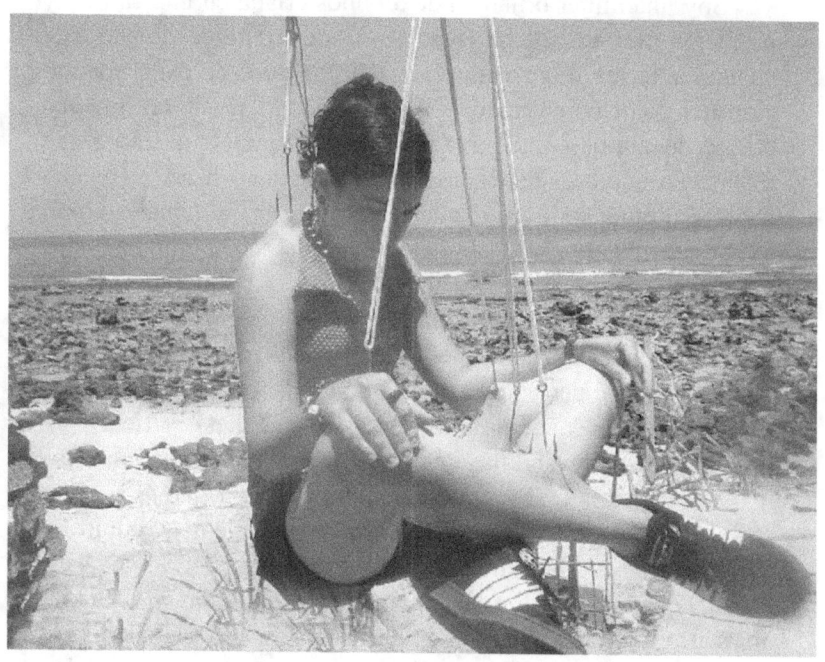

SUSPENSIONES

Dicen que hay nada nuevo bajo del sol, y esto se aplica seguramente a los diferentes modos de suspensión del cuerpo. Aunque parece una práctica reciente, es rara la civilización que no ha tenido estos rituales entre sus hábitos, especialmente como iniciación guerrera. El filme "Un hombre llamado caballo", protagonizado por Richard Harris, provocó no pocos desmayos entre los espectadores, y eso que la escena de la suspensión estaba trucada.

Para clarificar mejor qué es lo que motiva a una persona a suspenderse mediante ganchos supuestamente muy dolorosos, nada mejor que el relato de una mujer que ha efectuado numerosas veces el espectáculo al que ella denomina "Venus levantándose".

"Soy una mujer británica de 39 años criada en una cultura y profesión muy respetadas (teatro), donde se frunce el ceño ante cualquier forma de modificación del cuerpo o de experimentación del dolor como método de exploración sensitiva. Soy eso que se denomina como "una persona respetable", quizá porque trabajo en una escuela de arte dramático, pero hasta mi llegan ahora multitud de jóvenes que llevan piercing y tatuajes como señal identificativa. Se les suele decir que deben eliminar estas modas, pues podrían desviar la atención del público hacia esos detalles, lo que anularía los propósitos del director.

Desde lejos es difícil saber quién tiene razón y dónde estaría el punto medio, pero cuando veo que la mayoría de las mujeres jóvenes mantienen durante largos años una dieta estricta para estar delgadas, llevándolas con frecuencia a la bulimia y la anorexia, me pregunto si tenemos derecho a definir qué es o no lo correcto. Así que un día decidí embalar mi talento y como un acto de trasgresión política pura comencé a realizarme una cantidad pequeña de perforaciones, mientras que todavía mantenía una narrativa tradicional en el teatro. La respuesta ha sido muy buena, y no he encontrado en el público ese negativismo que los directores me decían.

Y así llegué hasta el 2002, cuando asistí a un espectáculo en el cual se efectuaba un extraño ritual consistente en suspender a una joven mediante ganchos en la espalda. Fui incapaz de articular palabra. Simultáneamente, mi instinto me empujó a probar esa sensación que según me decían habían experimentado miles de personas. Estaba segura de que también la experiencia me era extremadamente necesaria -otra vez como un acto político-, más que nada para saber hasta qué punto podría tolerar el dolor físico. Ahora nadie quiere tener dolores y al menor síntoma acudimos presurosos al médico para que nos lo oculte mediante analgésicos, y al psiquiatra para que nos recete un medicamento que nos mitigue la tristeza o la angustia. Esta incapacidad para entender el dolor como sensación en la cual uno pueda participar, está unida a la cultura del miedo en la cual vivimos; atrincherados en lugar de salir a pelear, vamos en manada en vez de buscar el camino en solitario. Somos patriotas porque así nos sentimos arropados, y acudimos a las religiones para que un dios nos proteja. La cultura del miedo hace que la gente sea poco osada, especialmente las mujeres, arropadas primero en casa de los padres y posteriormente por su marido, aunque no quieran reconocerlo. Solemos decir que somos independientes, pero los hechos no lo demuestran y en caso de divorcio lo más importante es conseguir que nuestro ex nos pase una pensión, para así seguir dependiendo de su trabajo. Hay, en resumen, demasiado miedo a nuestro alrededor.

Mi marido se divorció de mí justo al terminar la primera suspensión, y no creo que fuera por celos al verme casi desnuda delante de cientos de personas. Creo, sencillamente, que no le encontró justificación o utilidad a esa demostración de valentía por mi parte, y decidió unirse a una guapa chica que buscase sensaciones más "normales"; presumo que haciendo el amor con él.

En la primera demostración me pusieron en mi cuerpo doce ganchos de 3 milímetros cada uno. Por supuesto, todos mis amigos me intentaron asustar sobre lo que sentiría, pero yo les preguntaba cómo podían hablar con tanta precisión sobre algo que desconocían. Ciertamente no tenía en mi mente ninguna referencia sobre la cuantía del dolor que iba a sentir, por lo que les reconocí mi miedo y hasta estuve a punto de salir corriendo del lugar cuando vi a esa persona dirigirse hacia mí portando los ganchos.

No les contaré lo que sentí cuando me pusieron el primero de esos ganchos, ni mucho menos el último, pero cuando me quise dar cuenta ya estaba en el aire. Me dijeron que apenas fueron 30 segundos, pero ahora les aseguro que fue el momento más importante y largo de mi vida. La batalla de mi cuerpo contra mi mente era violenta. Pero (y eso debo dejarlo claro) había en ese momento una claridad sobre la existencia que nunca tuve, y aunque no la entendía entonces me relajé absolutamente para vivirla sin problemas. Me bajaron, recogí los aplausos y pedí que me subieran de nuevo. En esa segunda experiencia permanecí ya tres horas, cantando, recitando a Shakespeare, y hasta riendo como si hubiera tomado alguna droga. Vale, la mayoría del público dijo que solamente lo hubiera podido soportar con una buenas dosis de droga, pero salvo un vaso de agua nada había tomado.

¿Qué creen, que mi colorido cuerpo estuvo escarmentado para toda la vida? Fui el día siguiente y me hice una suspensión de la rodilla de tres puntos, y después me colgué 13 metros sobre el fiordo de Oslo un atardecer soleado. Las fotos de esa suspensión son las más hermosas que he visto y deberían decir algo para esas mujeres que caen en la anorexia por una mera cuestión estética.

No volví a suspenderme en tres años. Estaba con unos amigos y quise realizar nuevos desafíos, en este caso buscando nuevas formas de suspenderme. Buscando ideas quise emular a Superwoman, no por oponerme al macho, sino más bien para demostrar hasta dónde puede llegar una mujer valiente. Alguien me sugirió la Crucifixión, buscando más que nada un simbolismo y una belleza estética al mismo tiempo, pero no me pareció correcto. Deseaba suspenderme en vertical, pero con la implicación del movimiento, para no ser tan estática como otras veces. También quería encontrar un nombre bonito al espectáculo, y quizá algún elemento macabro que produjera miedo entre los espectadores. Hice unos bosquejos preparatorios, que incluían algunas ecuaciones matemáticas referente a los ángulos que apoyarían lo mejor posible la imagen que deseaba alcanzar. También utilicé algunas posturas del ballet clásico como punto de referencia, y todo el rato consideraba qué músculos necesitaría activar para apoyar la suspensión.

Sabía que no sería posible alcanzar el efecto que deseé sin usar algunos sistemas básicos de Pilates y del yoga. La suspensión debería ser simple, pero elegante, y requeriría apoyo escénico. Finalmente elaboré una lista simple:

1) La suspensión debía ser hermosa, especialmente de perfil.

2) Debería indicar cierto movimiento, especialmente vertical, pero inclinado levemente hacia delante.

3) Los brazos necesitaban estar sostenidos, evitando destruir la elegancia y el equilibrio, pero en un ángulo que simulara como si empujara a través de la cresta de una ola.

Todo empezaba a estar bien definido y la idea del mar era sugestiva, realizando finalmente un dibujo de una figura de galeón, en la cual yo era la proa de la nave, el espolón. También le podía haber añadido un viejo pirata del siglo XVII, junto a un equipo de fantasmas. El cliché me provocó una sonrisa, justo la que necesitaba para permanecer en suspensión.

Las piernas tendrían que ser llevadas detrás del cuerpo, como si estuviera volando o fuera la cola de un dragón. Esto significaba que tenían que estar juntas en los tobillos, lo que implicaba tener que atarlas o encadenar, aunque también podría utilizar mis músculos para mantenerlas unidas.

En la consulta con el equipo de suspensión (eran tres personas expertas), convinimos el comienzo con un suicidio de seis puntos, agregando dos puntos en cada brazo (para la idea de una sutil crucifixión) y dos puntos en cada pierna (una Superwoman). Todo parecía muy bonito, pero seguramente nada saldría como vaticinábamos, más que nada porque no se había hecho antes. El título sería "Figura de galeón", y aunque no era muy poético, definía sin problemas lo que iba a representar.

155

Contaba también con un par de mujeres hermosas que animarían al público con sus gritos.

El día señalado llegó y desde las primeras horas empecé a sentir náuseas. Me ayudé observando las dos suspensiones que me precedían, particularmente cuando terminaron y vi que nadie había salido dañado y el público estaba entusiasmado. Los participantes estaban ahora recibiendo un gratificante masaje, y parecían pletóricos y muy alegres.

Llevaba ya treinta minutos haciendo yoga preparatorio, pero estaba preocupada porque me había dañado unos meses atrás mi espalda y tuvieron que realizarme unas manipulaciones quiroprácticas algo dolorosas.

Elegí cuidadosamente qué usar: una tela verde envuelta alrededor de mi cintura, y una braga simple en seda negra. Tengo los pechos muy oscilantes y tenía miedo de que distrajeran al público, pero lo cierto es que se mantenían más unidos de lo esperado. A este respecto soy envidiosa de los hermosos pechos que muestran algunas de las mujeres que se suspenden casi desnudas. En verdad, es una experiencia muy liberadora.

Mi pelo llegaba hasta el cuello y alargaba el perfil de la imagen, resaltando esa imagen de Superwoman que quería dar. El equipo de suspensión era un poco escéptico sobre mis pretensiones, pero respetaban mis deseos sin murmurar. Me puse en el banco, respiré intensamente y me insertaron los primeros ganchos. Mis amigos, desde lejos comenzaron a exclamar y murmuraban sobre el dolor, pero yo pedía a mi cuerpo que liberara muchas endorfinas. Justo cuando terminaron ya no sentía dolor.

Todo estaba preparado y había una gran tensión en el ambiente, pues intentábamos algo nuevo. Llevó algún tiempo ajustar las longitudes de la cuerda, y me sentía nerviosa al no saber qué sentiría en la elevación. Podía, sin embargo, dar instrucciones claras con respecto a la secuencia de la elevación, y a la tensión de cada cuerda, pero poco más.

Y todo empezó. Al principio me sentí torpe, más que nada

porque tenía en la mente las otras suspensiones, y estaba resistiéndome a tumbarme de espaldas porque veía mis hombros ensangrentados. Pronto estuve totalmente vertical (el suicidio, le llaman), y aunque alguien parecía reírse seguro que era de puro nerviosismo. Moví mis piernas en la dirección prefijada, mientras me miraba en un gran espejo que me indicaba si todo salía correctamente. Mi perfil era perfecto. Parecía una Venus encantadora y exquisita, adornada de múltiples detalles que me hacían elegante, proporcionándome una gran felicidad. En ese momento pedí que me giraran y la sensación de estar viajando realmente como parte de la proa de un barco era fenomenal. Algo así como Kate Winslet en "Titánic".

El torso estaba apuntando al frente, las piernas unidas y tersas, mientras permanecía con los hombros relajados. Después de un rato mi cuello se alargó y la suspensión me hizo más elegante. Si no es demasiado pretencioso yo diría que sentía que estaba enseñando a los demás cómo hacerla.

Así permanecí durante veinte minutos. Solamente sonriendo discretamente y sintiéndome con una gran paz de espíritu. Cuando terminé no me sentí estúpida por esa experiencia tan peligrosa, sino diferente; una viajera a un mundo apenas explorado.

EJEMPLOS DE ALGUNAS SUSPENSIONES

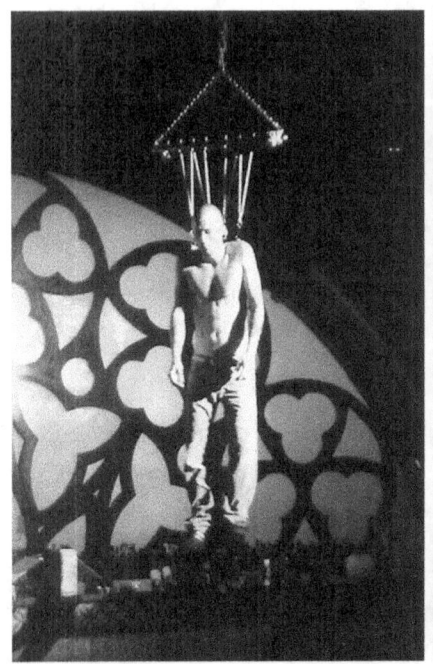

Suspensión de espalda completada   *Suspensión de rodillas*

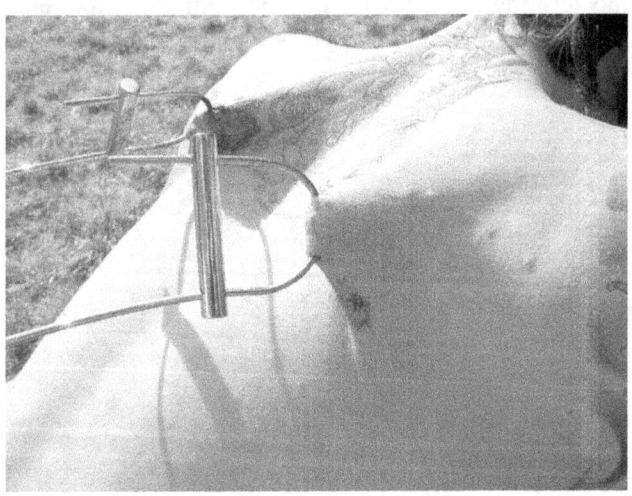

Detalle con solamente dos ganchos

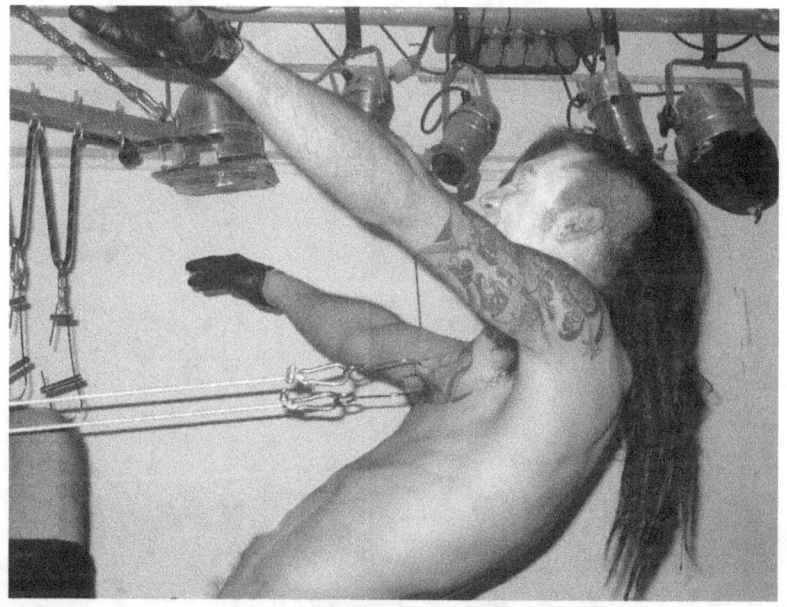

Realizando pruebas

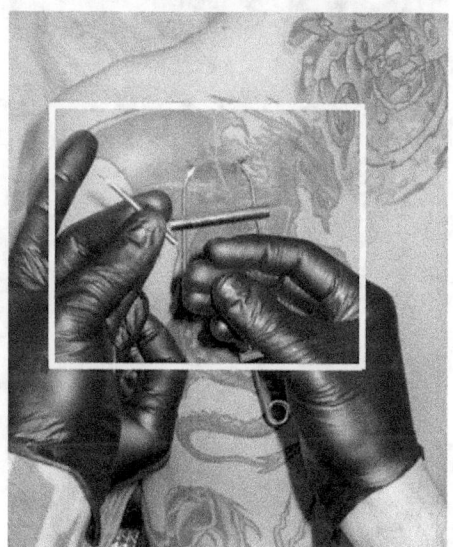

Detalle de la colocación

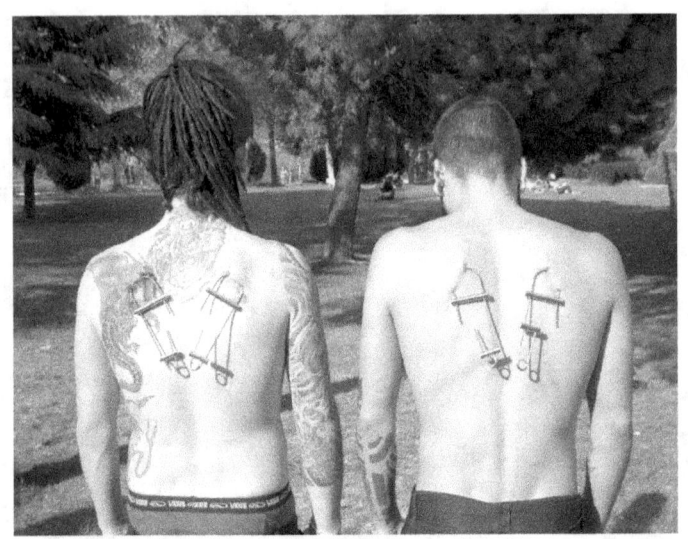

Antes de la suspensión

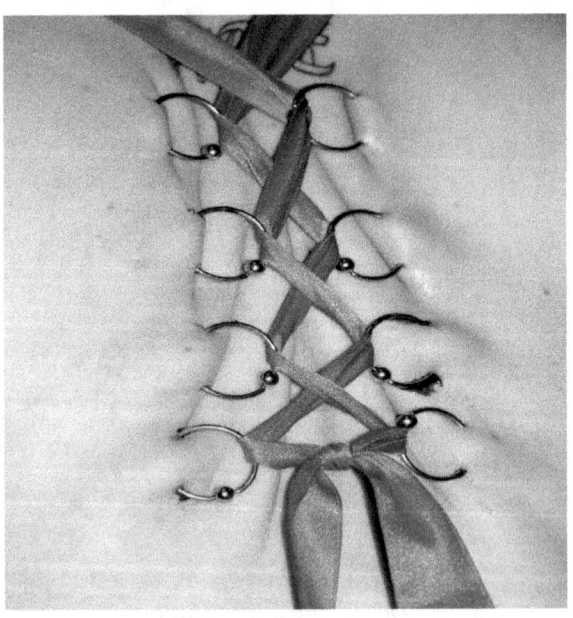

Sistema de enganches para la espalda

Capítulo V
Expansiones corporales

EXPANSIONES

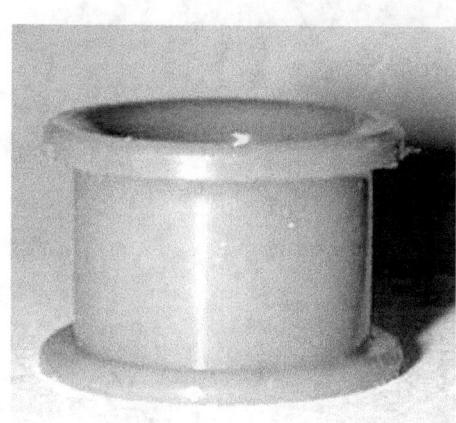

Cada día más personas están interesadas en expandir sus perforaciones, y aunque en la actualidad existen diferentes técnicas para facilitar este proceso, básicamente se recomiendan dos. La primera técnica es lenta y segura, por lo que causa poca molestia, dolor o sangrado en la persona. La segunda es rápida, y la importancia del dolor y traumatismo pasan a un segundo plano; con este método lo principal es conseguir una perforación grande en muy poco tiempo

Hay perforadores que utilizan hasta un bisturí para realizar un corte y así introducir un objeto para mantener la medida. Este proceso es ilegal ya que sólo los doctores o cirujanos son quienes deben o pueden hacerlo.

Perforar a alguien con aguja del calibre 10 no es conveniente, pues las agujas muy gruesas pueden provocar el crecimiento de una gran cantidad de tejido con cicatriz, el cual no es muy elástico, así que si en un futuro se desea expandir más será realmente difícil. También la joyería con gran peso puede provocar infecciones o abscesos en una perforación reciente. Si no se puede obtener el tamaño deseado con un calibre 10 es mejor dejar cicatrizar y expandirlo cuando la piel se encuentre en mejores condiciones.

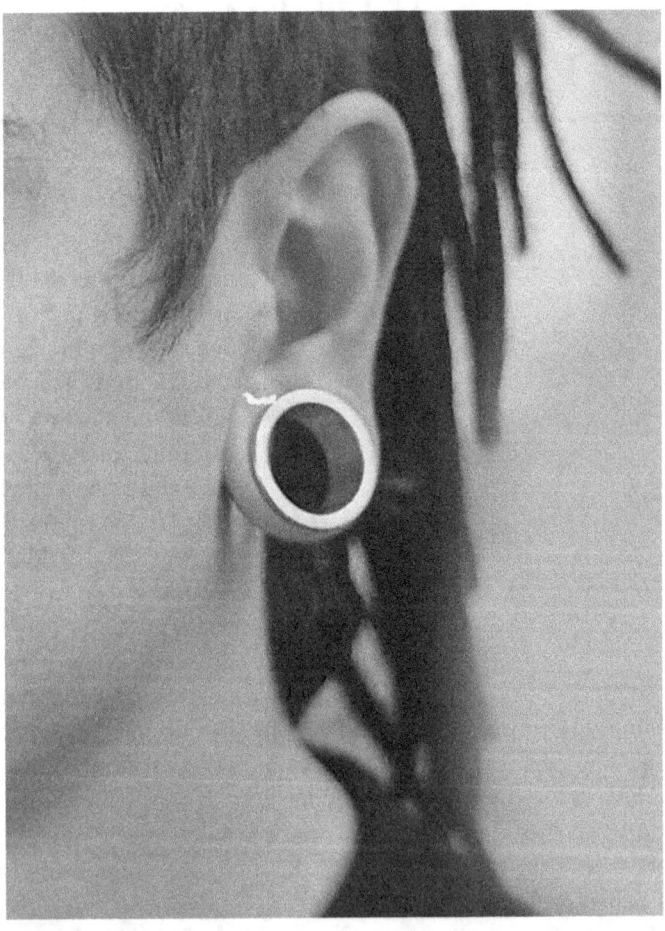

La mejor manera para expandir una perforación es usar un perno cónico que vaya de un calibre a otro, por ejemplo desde el calibre 18 al 00, con una expansión gradual. Este perno debidamente lubricado y previamente esterilizado, se pasa por la perforación seguido por la joyería escogida, consiguiendo así aumentar el calibre. Otra opción muy común es rellenar la perforación con argollas muy delgadas y así se consigue aumentar el tamaño paulatinamente; pero en ningún caso se recomienda cambiar los calibres constantemente, ya que la perforación se puede reducir y la reinserción de un calibre mayor puede causar serios daños.

Si has decidido expandir tu perforación, es importante que evalúes las siguientes recomendaciones:

- Para evitar un traumatismo en la zona se debe iniciar la expansión cuando la perforación esté completamente cicatrizada.
- Las perforaciones únicamente se deben ensanchar hasta donde entre el perno, sin tener que usar mucha fuerza.
- Para evitar irritaciones o reacciones alérgicas, se deben usar los materiales adecuados: acero quirúrgico, niobio, titanio, platino u oro de 14 ó 18 K. También se pueden utilizar acrílicos, nylon, vidrio templado, hueso o marfil pulido. La madera es orgánica y trabaja en armonía con el cuerpo, respira un poco y deja respirar a la perforación; únicamente se debe pulir muy bien con un aceite comestible para evitar que la pieza quede pegada a la perforación. Los tipos de madera recomendables son el ébano, tulipán, roble, caoba, nogal o eucalipto. No debe usarse pino ni bambú por ser ambos demasiado blandos y astillosos, además pueden provocar infecciones o alergias.
- Algunas perforaciones tienen límites en cuanto a la expansión, y si se intenta expandir más de lo conveniente el mismo cuerpo puede rechazar la pieza.
- La expansión se debe hacer en un espacio limpio, con un equipo esterilizado y con gran cuidado, pues se puede llegar a romper el tejido y provocar que bacterias dañinas causen una infección.

- Cuanto más flexible sea la parte del cuerpo que se quiera expandir, más fácil será el proceso, siendo el lóbulo de la oreja una de las partes que más se dilatan. Las perforaciones profundas como las del glande, aun cuando se pueden expandir, se deben realizar bajo procedimientos lentos. Las perforaciones en cartílagos pueden ser difíciles, lentas y dolorosas, pero con paciencia e higiene se pueden lograr.

PROCEDIMIENTO

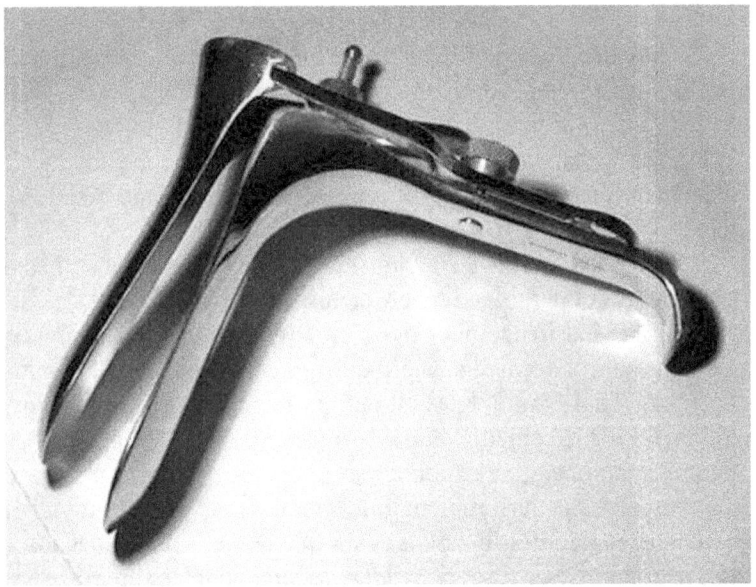

- Para empezar a expandir nunca se debe olvidar el uso de los guantes desechables de látex.
- Se deben poner fomentos de agua caliente sobre la perforación y mantener la temperatura y humedad aproximadamente 15 minutos. Esto sirve para ablandar la zona.
- Después se debe limpiar el área con un antiséptico y untar un poco de ungüento antibiótico sobre la argolla y dar vueltas con ella para lograr que la pomada entre a través de la perforación; esto facilitará la retirada de la misma.

- Nuevamente se limpia la zona por si quedaran residuos que se hayan desprendido de la argolla.

- Posteriormente se debe pasar el perno debidamente lubricado de un lado a otro de la perforación y así insertar la argolla de la medida escogida.

- Si existe mucha resistencia al pasar el perno es mejor intentarlo en otra ocasión, ya que el cuerpo quizá no esté preparado para aceptar un arete más grueso. Una expansión bien hecha generalmente no necesita muchos cuidados, aunque la piel estará sensible durante unas horas.

- Se debe lavar una o dos veces al día con un jabón neutro o antibacteriano.

- Hay que evitar tocar la expansión con las manos sucias y no tener contacto oral.

- Si el tejido se rompe durante el proceso, hay que cuidarlo como si fuera una nueva perforación, hasta que se regenere.

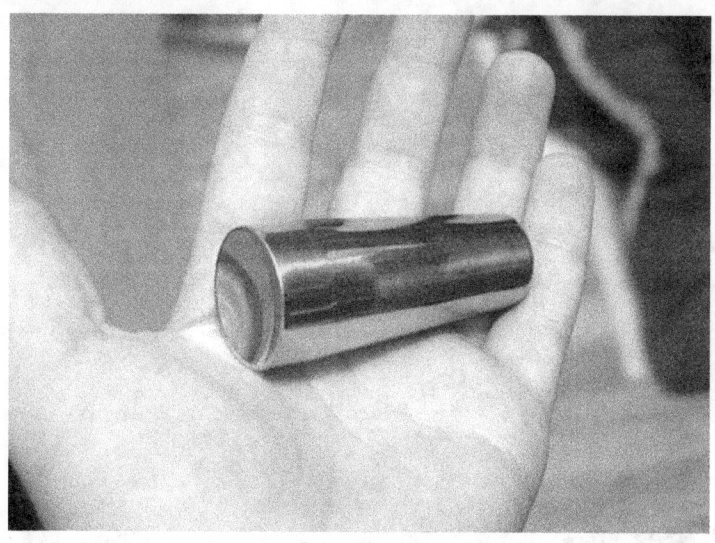

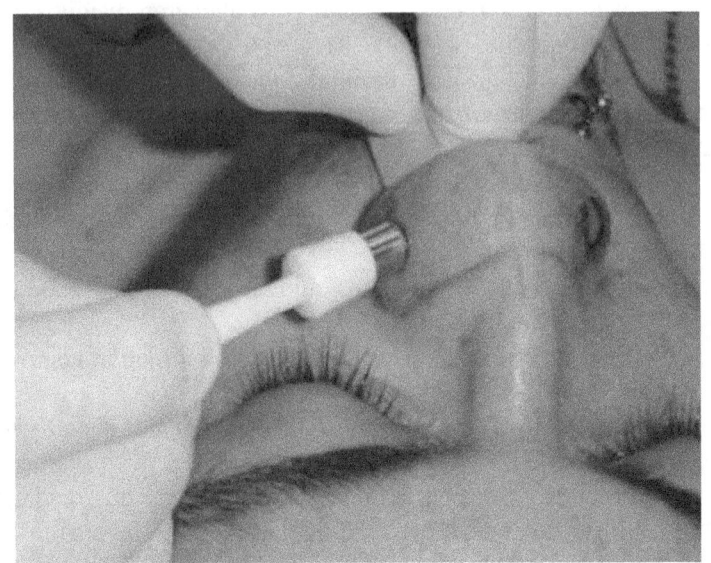

Dilatación

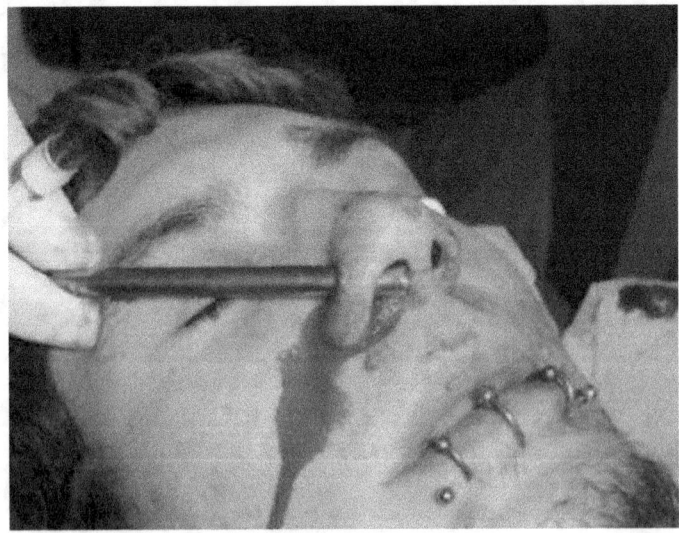

Expansión con catéter

Capítulo VI
Ear Pointing

EAR POINTING
(Oreja puntiaguda)

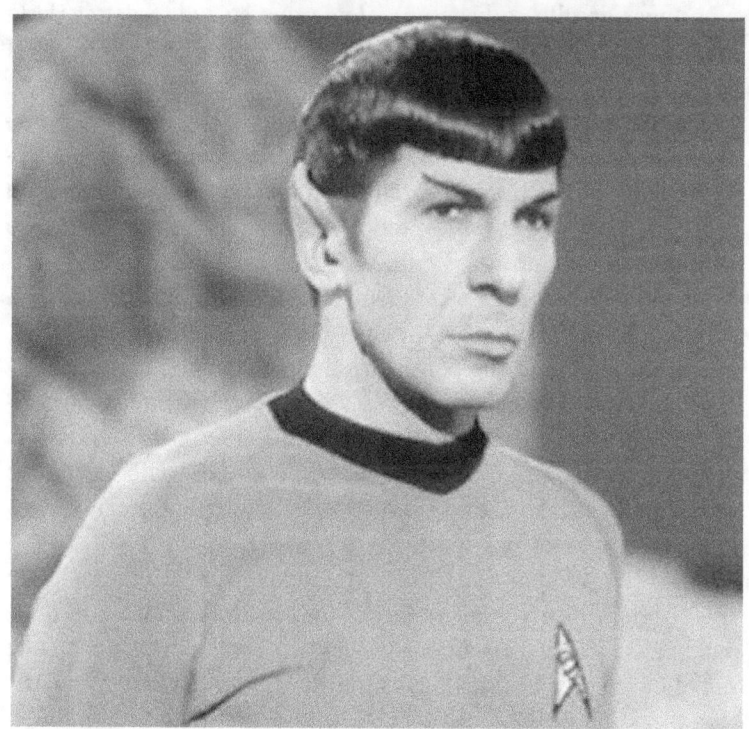

No estamos seguros si se trata de imitar a los elfos, popularizados mundialmente desde la proyección de "El Señor de los anillos", o un deseo de no dejar morir a Leonard Nimoy, el legendario Señor Spock de la serie "Star Trek". Indudablemente la técnica entra ya más en el campo de la cirugía estética, aunque no tanto por la peligrosidad en la manipulación (no mayor que en un piercing), sino en los necesarios conocimientos de la anatomía humana para no desfigurar a la persona. Hay que tener en cuenta que una vez efectuadas las incisiones la cicatrización posterior seguirá un curso natural que hay que conocer, ya que de no ser así los resultados pueden ser desagradables. Un cirujano especializado nos advertirá de la necesidad de efectuar los cosidos y los pliegues en la parte posterior del oído, pues allí se quedarán los queloides que, aunque poco estéticos, no serán visibles. Grapas e hilos de sutura son los elementos imprescindibles para que todo salga bien. Es importante no despegar totalmente la piel y en lugar de ello se hace un colgajo que se sutura detrás de la oreja. De desprenderse algún tejido no se puede recuperar, y al cabo de uno o dos años se desvasculariza y se atrofia.

Puesto que tendremos que estirar parte del tejido de la oreja, hay que tener la precaución de levantar solamente la piel externa, la epidermis, la cual podremos emplear posteriormente para rellenar huecos indeseables, todo esto en el mismo momento de la operación, mientras los tejidos están aún vivos. Una vez finalizada la intervención, es recomendable la utilización de una banda o cinta de tenista, al menos durante las horas del sueño, con el fin de lograr que permanezca en la posición elegida.

Este sistema se ha ampliado y ahora no solamente se modifica la parte superior del oído, estando bastante más extendida la práctica de efectuar una amplia abertura en el lóbulo, en donde se introduce un cilindro decorativo que mantendrá perennemente las dimensiones del agujero.

Popularizado por Steve Haworth, un avispado cirujano, quien se considera el inventor de la técnica hasta tal punto que tiene patentados la mayoría de sus diseños, debemos reconocer que fue el pionero en el arte de las modificaciones corporales en 3D, además del creador de algunas de las herramientas empleadas desde entonces. Ha establecido normas para el uso del escalpelo (el bisturí de mango fino usado en las disecciones), del catéter y de las posteriores cauterizaciones, especialmente para efectuar las escarificaciones.

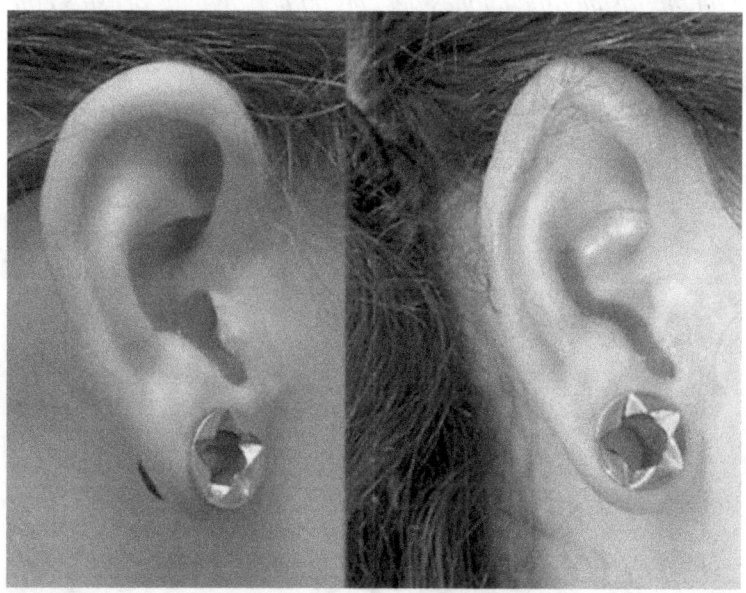

Anteriormente trabajando como diseñador y fabricante de equipos médicos para la cirugía plástica, Steve posee ahora su propia compañía, la Haworth Tech Company, desde 1986, comenzando cuatro años más tarde a producir joyas para el cuerpo, especialmente algunos piercing que requerían efectuar agujeros previos en el cuerpo (HTC). También fue uno de los primeros que efectuó implantes, poniéndose uno de ellos en su propia muñeca derecha, que aún conserva. Posteriormente, y deseando buscar los límites a su nuevo arte corporal, comenzó con un grupo de amigos a efectuar espectáculos de suspensión mediante ganchos en la piel, algo que le permitió figurar en el libro Guiness.

Otro innovador que pugna por ser considerado el verdadero inventor es Lukas Zpira, quien para dejar las cosas claras escribió: *"Lejos de ser una búsqueda narcisista, una rebelión de adolescente contra su familia, o cualquier otra clase de experimento patético en la mutilación de uno mismo, como algunos opinan, las modificaciones del cuerpo por algunos artistas contemporáneos que experimentan con una amplia gama de mutaciones, van más lejos, tal y como declaró el francés Le Pen: 'Mantener que el cuerpo pertenece a la nación es erróneo, pues pertenece a cada cual y nadie debe decirnos qué hacer con él'.*

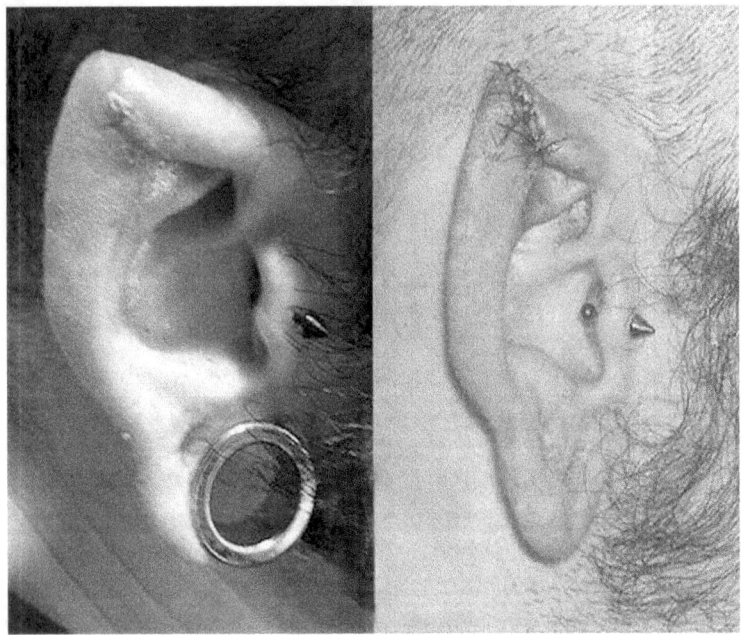

Capítulo VII
Escarificaciones

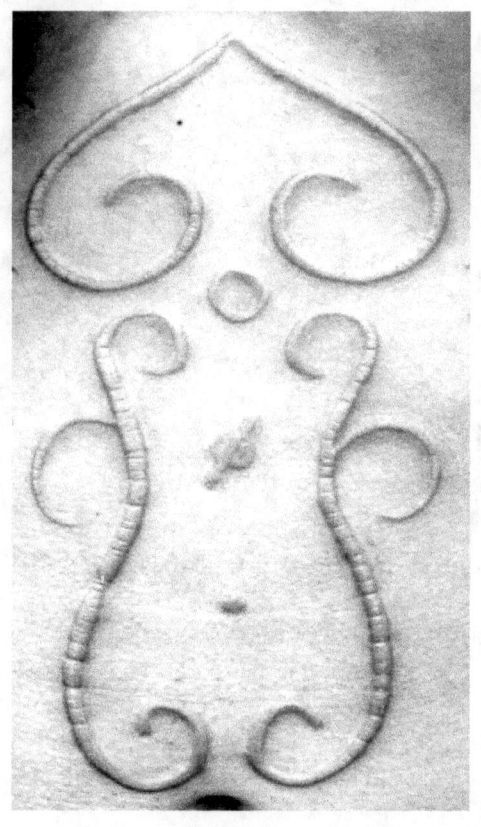

ESCARIFICACIÓN
(BRANDING)

Casi como un ritual sectario, esta modificación corporal va un paso más allá en las técnicas del "body art", pues graban a fuego la piel, implantan formas debajo de ella o generan dibujos con cortes que cicatrizan dejando señales bien visibles. Para muchos terminará desplazando al tatuaje tradicional, ya que la indeleble señal y la abrasión de la piel son señas de identidad muy intensas.

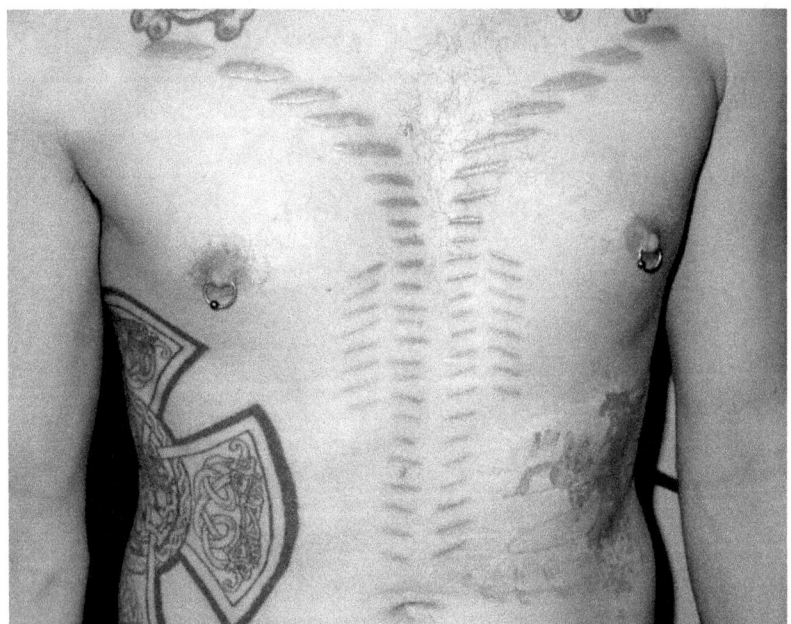

Pero ahora el estudio de arte dedicado al piercing se debe transformar casi en un pequeño quirófano, y quienes hasta entonces se habían asombrado por las cirugías para agrandar bustos o corregir narices, muchos más lo harán al ver estas zonas de la piel en relieve. Los dibujos de momento son sencillos y no se busca en ellos el colorido florido, ya que la propia piel abrasada tiene la suficiente intensidad rojiza como para llamar la atención.

El sellado al fuego, no solamente con bisturí y cicatrizante, proporciona al portador una señal distintiva, un branding inequívoco que casi le convierte en una persona valerosa y muy personal. El arte está en el trabajo del sello, y en las precauciones y cuidados posteriores para que el aspecto sea el esperado. Las marcas con esta técnica se expanden con el tiempo, y aunque inicialmente pueden tener solamente dos milímetros, con el paso de los días llega a ser de casi un centímetro. El proceso de curación en este caso es bastante molesto y doloroso, pero no importa el dolor si el resultado es notorio, mucho más espectacular cuando se realiza en sujetos de piel oscura.

Algunos dibujos casi pasan desapercibidos y a simple vista parecen cicatrices, pero siempre su diseño está perfectamente pensado. Se realizan con un bisturí manual o automático, que al igual que en un tatuaje deja su huella sobre un dibujo previo. Esta disciplina ya tiene sus variantes, como es el *skin renoval*, que consiste en dejar una cicatriz removiendo un pedazo de piel. Otra se denomina *cutting* que son los cortes que se realizan con un bisturí o por percusión con una máquina de tatuar que trabaja sin tinta y a mayor profundidad.

A diferencia de quienes se hacen un tatuaje, quien va a modificar su cuerpo con estas técnicas no decide hacerlo porque pasó por un local, vio una foto, le gustó y se lo hizo. La marca es tan indeleble y el procedimiento tan significativamente doloroso, que los futuros portadores se informan muy bien sobre el tema, y preguntan las consecuencias y los resultados.

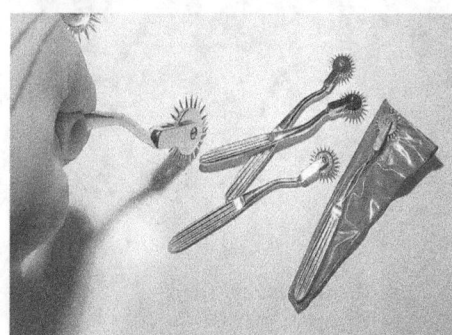

Material

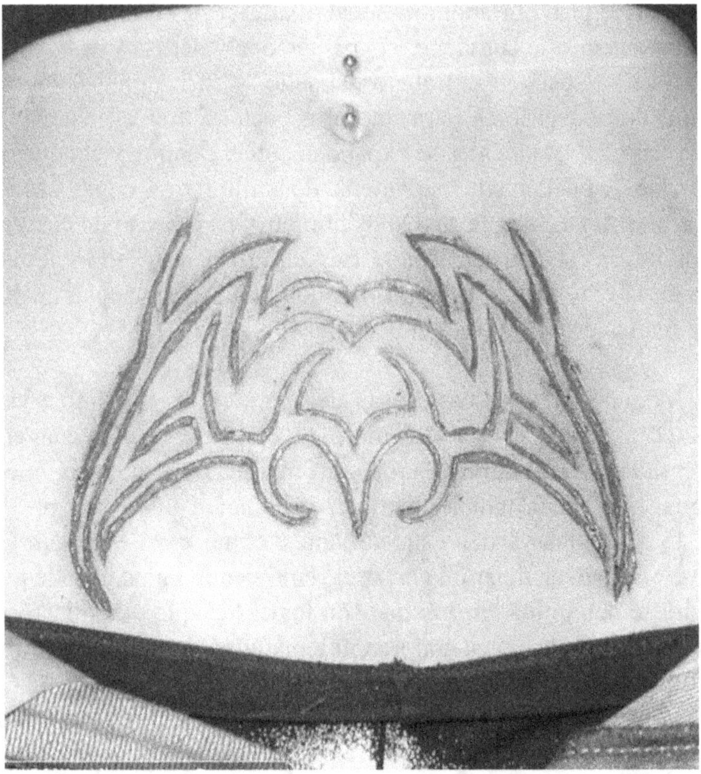

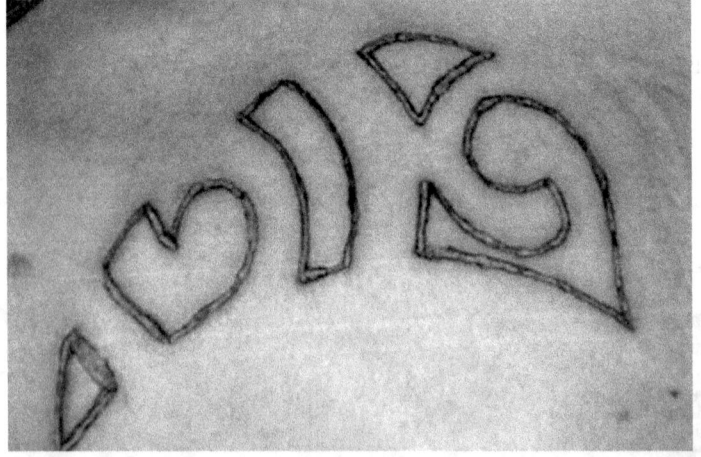

Capítulo VIII
Implantes

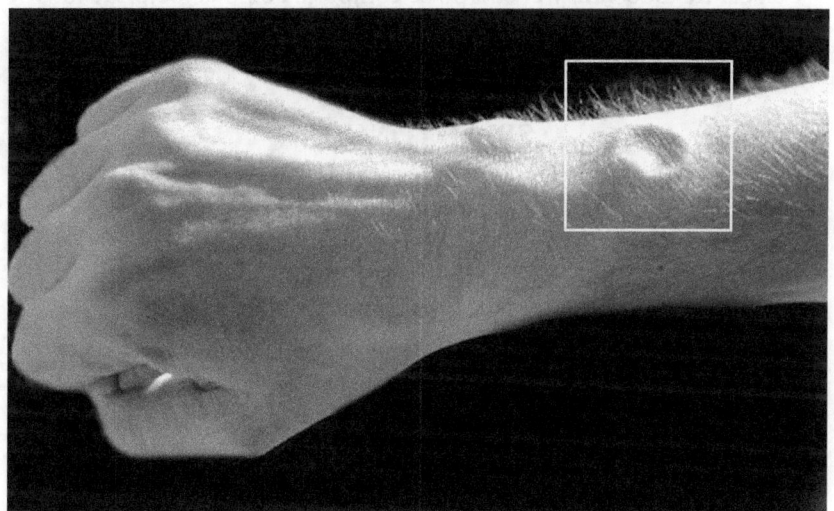

Entre las modificaciones efectuadas una de las más extremas es el implante; un arte que goza de varias posibilidades: el arte 3D, esto es, cuando un objeto de silicona, teflón o titanio se implanta por debajo de la segunda capa de piel; y los transdermales, que tienen una parte debajo y otra que sobresale del cuerpo. Está de moda combinar el arte 3D con un tatuaje que ya tenga hecho la persona, aunque algunos se implantan debajo de la piel un perno con un tornillo donde –cual accesorio de bijou–se pueden enroscar toda clase de objetos, por ejemplo cuernos de colores o antenas.

Son técnicas que aún no están reguladas, sobre todo por el uso de la anestesia, aunque es local. Se requiere mucho material médico y se trabaja con asistente. Pero la imaginación de los nuevos artistas no tiene límites, y ahora estamos viendo ya tallado de dientes, injertos de brillos en el diente, joyas en el ojo e implante de colmillos. Hay casos muy extremos de modificaciones, especialmente en los países con arraigo en estas técnicas. Algunas de las más raras están relacionadas con los genitales, como quienes deciden separar sus testículos en dos bolsas o partir longitudinalmente su pene para obtener mayor placer. En fin, en el arte todo vale y el cuerpo se comporta como el mejor de los lienzos.

SPLIT TONGUE

Aunque nos parecen una moda de nuestro tiempo, todas las modificaciones del cuerpo que hemos visto a lo largo de este libro son muy antiguas. Antes era noticia casi en la prensa llevar un piercing, pero ahora lo normal son dos o tres, junto con tatuajes y quizá alguna expansión. ¿Pero qué podemos decir de partir la lengua? Pues váyanse acostumbrando a ello, ya que cualquier día el beso de su pareja le asombrará, quizá porque le parezca estar besando a dos personas a la vez, lo que debe ser una experiencia estupenda.

Tan rápidamente se está extendiendo este nuevo arte corporal que ya tenemos a los legisladores actuando, y ya sabemos, no pretenden facilitar las cosas ni mucho menos instruir al ciudadano; solamente quieren acotar derechos sobre el uso libre de nuestro cuerpo.

Algunos lo definen como un efecto estético "raro", que indudablemente lo es, pero la mayoría todavía se refiere como una mutilación. Y como los detractores siempre parecen tener más

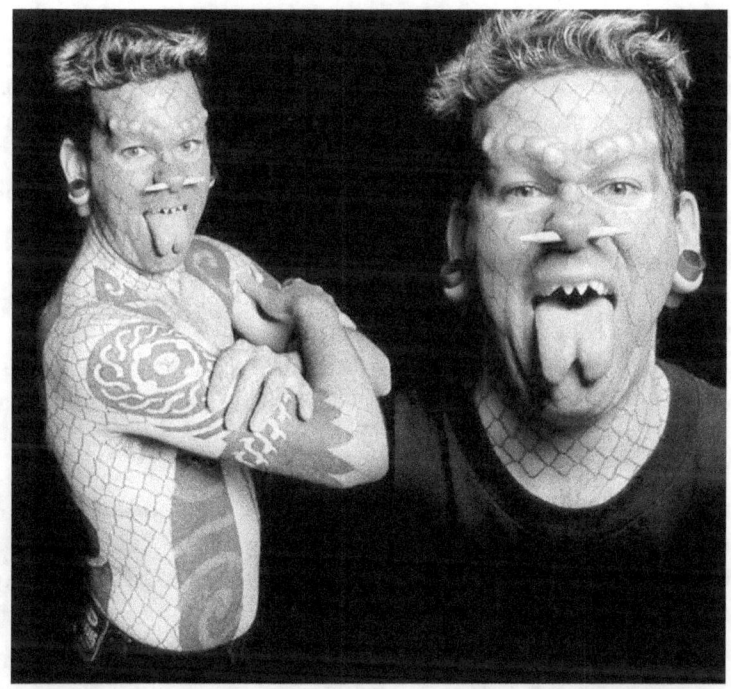

peso político que los entusiastas y practicantes, en el estado de Illinois, por ejemplo, ya lo han prohibido. La causa tuvo su origen en un oficial de las fuerzas aéreas que casi se desmaya cuando vio la lengua de uno de los soldados partida en dos. Le puso un castigo y le advirtió que si no se quitaba "eso" le dejaría más días en el calabozo que a las piedras de Alcatraz. El pobre soldado fue corriendo a su cirujano particular, quien le volvió a coser su lengua, pero hay quien asegura que desde entonces su novia no ha querido volver a besarle.

Al margen de esta anécdota, lógica en un pionero, aquellos que llevan ya la lengua partida dicen que es estupendo y hasta se ven más guapos. Otros describen la experiencia como algo espiritual, y muchos dicen que les gusta simplemente porque ahora perciben mejor los besos, y los alimentos saben diferente.

Si está usted decidido a ello no intente acudir a un cirujano, pues no se lo hará, y se verá en la necesidad de acudir a un exper-

177

to en piercing, eligiendo aquél que haya perforado muchas lenguas. Los primeros días y quizá durante algunos meses, notarán cierto ceceo en su habla, y quizá deberá aprender a besar de modo diferente, pero seguramente esta última experiencia no le importará vivirla.

El experto empleará seguramente un escalpelo calentado al fuego para que no exista hemorragia (hay multitud de vasos sanguíneos en esa zona), evitando el uso de anestésico. Por cierto, un dentista quizá se preste a realizar este corte, disponiendo además de las adecuadas medidas profilácticas.

Lo principal, y eso se lo advertimos, es que encontrará más detractores que entusiastas de su idea de seccionarse en dos la lengua, por lo que le pedimos que lo medite bien, ya que indudablemente la marcha atrás es difícil y nunca quedará como antes, al menos en su forma de hablar. Bien, este es el mismo problema que tienen quienes deciden estirarse la piel, ponerse silicona en los labios o cerrase parcialmente la dilatada vagina; ninguno de ellos está seguro de los resultados finales.

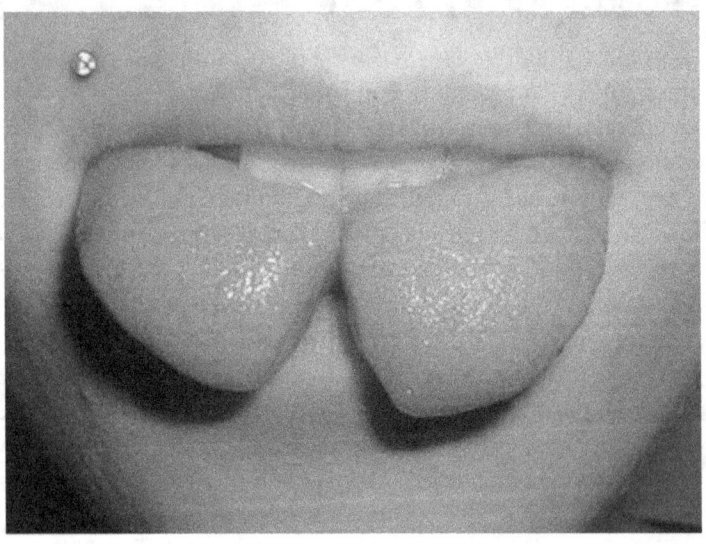

ÍNDICE

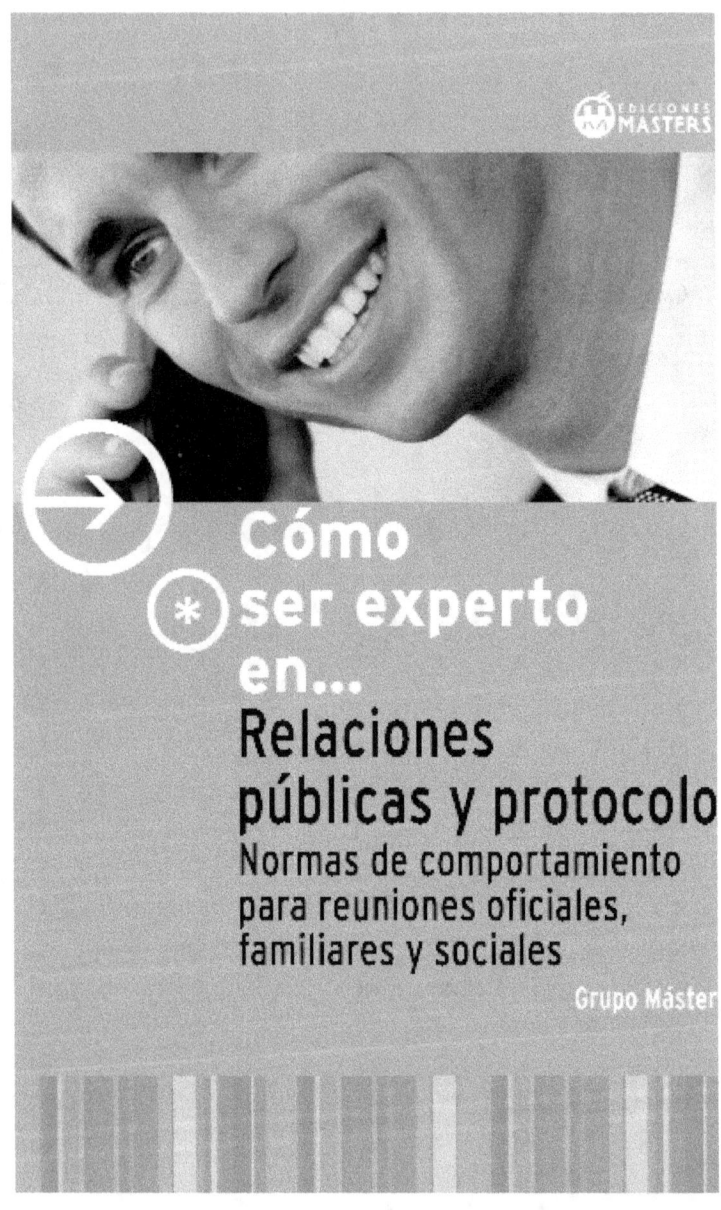

Cómo
* ser experto
en...
Relaciones
públicas y protocolo
Normas de comportamiento
para reuniones oficiales,
familiares y sociales

Grupo Máster

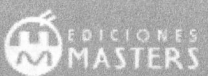

EDICIONES
MASTERS

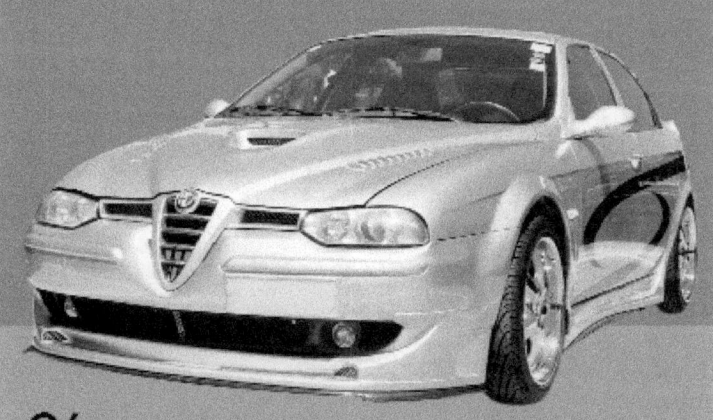

Cómo
ser experto
en...
Tuning del automóvil

Trucos y consejos
para mejorar su cohe

Grupo Masters